AF318857

TRAITÉ PRATIQUE

DE

PATHOLOGIE GÉNÉRALE

MÉDICALE ET CHIRURGICALE

PREMIÈRE PARTIE

OUVRAGES DE M. LE DOCTEUR BEYRAN.

Mémoire sur la Cure radicale du Varicocèle.— Paris, 1848.

Des Affections du Testicule, thèse du doctorat.— Paris, 1850.

De l'action du Pus chancreux sur les Membranes muqueuses. — 1850.

Monographie sur les Maladies Vénériennes dites héréditaires.—Paris, 1851

Mémoire sur les Rétrécissements du Canal de l'urètre et du Col de la vessie.— Paris, 1852.

Mémoire sur la Paralysie syphilitique présenté à l'Académie royale de Belgique.— 1853.

Turquie médicale au point de vue des Armées expéditionnaires et des voyageurs en Orient, avec un *Vocabulaire*. Mémoire lu à l'Académie impériale de médecine de Paris.—1854. In-8.

Notice sur la Turquie, deuxième partie.— Paris, 1855.

Paris. — Imprimerie de Gaittet et Cie, rue Gît-le-Cœur, 7.

TRAITÉ PRATIQUE

DE

PATHOLOGIE GÉNÉRALE

MÉDICALE ET CHIRURGICALE

PAR

J. M. BEYRAN

Docteur en médecine de la Faculté de Paris
Membre de la Société orientale de France, de la Société de chirurgie de Paris
De la Société de médecine et d'histoire naturelle de Dresde
Médecin de l'ambassade impériale de Turquie à Paris
Ancien Médecin et Chirurgien des hôpitaux de Constantinople, etc.

PREMIÈRE PARTIE

PARIS

GERMER BAILLIÈRE, LIBRAIRE-ÉDITEUR

17, RUE DE L'ÉCOLE-DE-MÉDECINE

<table>
<tr><td>LONDRES ET NEW-YORK</td><td></td><td>MADRID</td></tr>
<tr><td>H. BAILLIÈRE</td><td></td><td>CH. BAILLY-BAILLIÈRE</td></tr>
</table>

1858
1857

AUGUSTISSIMÆ IMPERIALI MAJESTATI

SULTANI

ABDUL-MEDJID KHAN.

IN SUMMÆ VENERATIONIS

AC OBSEQUII PIGNUS

D.   D.   D.

Humillimus et illi addictissimus servus

J. M. BEYRAN

PRÉFACE.

Le nombre des auteurs qui se sont occupés de pathologie générale est assez considérable ; toutefois, ce sujet, que l'on peut considérer comme la philosophie des sciences médicales, est assez complexe dans son analyse et assez abstrait dans sa synthèse, pour que l'on y rencontre encore des aperçus nouveaux.

Ainsi, les traités de pathologie générale qui ont paru dans le siècle dernier offrent des dissemblances profondes avec ceux publiés de nos jours. La nécessité de remplacer des ouvrages surannés, d'une part, et le mouvement rapide imprimé aux travaux scientifiques, de l'autre, expliquent suffisamment la multitude des traités que nous avons vu paraître dans ces derniers temps.

Quant à nous, une autre considération nous a encouragé dans la rédaction de notre ouvrage, le désir d'offrir à nos compatriotes un *résumé* de pathologie générale qui pût embrasser simultanément et la partie médicale et la partie chirurgicale ; ces deux éléments inséparables de la pathologie elle-même.

Cette entreprise, toute justifiée qu'elle paraisse, ne restait pas moins au-dessus de nos forces ; et nous ne nous sommes jamais dissimulé ses difficultés. Aussi est-ce pour parvenir à les surmonter que nous avons eu souvent recours aux observations d'auteurs éminents, et aux conseils de nos maîtres bienveillants, de manière à suppléer à ce qui manquait à notre expérience, et à nous tenir ainsi à la hauteur de la science actuelle.

Enfin, c'est surtout vers le but pratique que nous avons dirigé tous nos efforts.

Puisse cet ouvrage répondre aux sentiments de reconnaissance, que nous avons pour la France scientifique, où nous avons puisé les éléments de notre éducation médicale ; et au bonheur que nous éprouvons de contribuer, pour notre faible part, à l'édifice scientifique qui s'élève en ce moment en Turquie, grâce à la haute protection de S. M. I. le Sultan et aux efforts de nos compatriotes, qui ont pris à cœur le développement de l'enseignement supérieur.

J. M. Beyran.

Paris, novembre 1857.

TRAITÉ PRATIQUE

DE

PATHOLOGIE GÉNÉRALE

MÉDICALE ET CHIRURGICALE.

PROLÉGOMÈNES.

La pathologie est une science qui a pour objet l'étude des maladies. Elle comprend nécessairement les symptômes des maladies, les phénomènes qui les précèdent, leurs siéges, leur marche, leur durée, leur terminaison, leur récidive, leurs formes et leurs complications; ainsi que les altérations des liquides et des solides, les causes et enfin les moyens de prévenir, de combattre et de guérir les maladies. En un mot, c'est la médecine toute entière, c'est l'étude de tout ce qui concerne l'homme malade.

Prise comme corps de science, la pathologie est divisée en deux grandes parties: en pathologie générale et en pathologie descriptive ou spéciale. La pathologie générale étudie les maladies d'une manière générale et abstraite; elle les considère dans leur ensemble et dans ce qu'elles

1

présentent de commun. La pathologie descriptive ou spéciale étudie au contraire chaque maladie en particulier.

Une autre division non moins importante de la pathologie est celle qui consiste en pathologie médicale ou interne, et en pathologie chirurgicale ou externe. Mais, scientifiquement parlant, la médecine et la chirurgie restent inséparables entre elles; et cette distinction n'est admise qu'en pratique. Quoi qu'il en soit, la pathologie médicale a particulièrement pour objet l'étude des maladies qui siégent ordinairement dans les organes intérieurs , tandis que la pathologie chirurgicale a pour objet l'étude de celles qui occupent les organes extérieurs.

Enfin pour rendre encore plus facile l'étude des maladies, on a admis des divisions en groupes; comme les maladies des femmes, des enfants; et en système anatomique comme : les maladies des organes génito-urinaires, etc. Mais quelles que soient la raison et la nécessité de ces divisions et subdivisions, les organes ne s'isolent pas dans leurs souffrances, et le médecin, le chirurgien et le spécialiste ne peuvent se dispenser de l'étude approfondie de la pathologie.

La connaissance parfaite de la pathologie générale ou philosophique rend l'homme capable d'étudier les maladies dans leur ensemble ou isolément, d'exercer et de pratiquer dignement telle ou telle partie de notre art, pour laquelle il se sent le plus de disposition, le plus de goût; c'est elle qui doit guider le futur praticien dans la carrière si difficile qu'il doit parcourir.

Avant d'entrer en matière, nous allons voir en quoi consiste la maladie.

Il n'y a rien d'aussi facile et en apparence d'aussi logique que de dire que la maladie est l'état opposé à celui de la santé. Mais quand il s'agit de donner une explication exacte de

cet état qu'on a appelé maladie et de dire en quoi il consiste, combien alors sont peu satisfaisantes presque
toutes les définitions qu'on en a données depuis Hippocrate jusqu'à nos jours ; esquissons-les à grands traits :
Hippocrate croyait que la maladie consistait dans la prédominance de telle ou telle humeur du corps vivant; Galien,
dans l'altération des humeurs, sous le rapport de leur quantité ou de leur qualité ; Sylvius, dans la réaction des sels
avec les humeurs. Boerhaave considérait la maladie comme
le résultat d'une cause mécanique mettant obstacle au cours
libre des liquides et surtout de la circulation du sang; Sthall,
comme un effort ou une réaction que l'âme ferait pour rétablir l'équilibre dérangé ; Gaubius, comme des déviations
de la force vitale; Sydenham, comme un effort que la nature
ferait pour se débarrasser des principes morbides; Cullen,
comme l'effet du système nerveux selon qu'il serait dans
un état d'atonie ou de spasme ; Brown, comme une lésion
de l'incitabilité, c'est-à-dire des propriétés spéciales en
vertu desquelles le corps vivant est excité par les agents
extérieurs, excitation dont le trouble constituerait la maladie ; Ritter, comme un dérangement dans les proportions
galvaniques, de même que Baumès dans les proportions
du calorique, de l'oxygène, de l'hydrogène, de l'azote et du
phosphore. A son tour Broussais, et d'après Brown, considérait l'irritation comme principe de toute action physiologique, soit normale, soit anormale, de sorte que la
maladie n'était pour lui que l'irritation en excès, etc.

Ces définitions basées sur la nature intime de la maladie ou sur sa cause finale laissent beaucoup à désirer, vu
notre ignorance sur l'essence même de la maladie. De là,
on a cherché à établir une définition d'après un trouble
survenu dans les fonctions. Mais des troubles fonctionnels
peuvent très-bien accompagner les états purement physio-

logiques qui n'ont rien de commun avec les états morbides. Peut-on considérer, par exemple, le flux menstruel, chez la femme, comme une maladie, parce qu'il la met dans un état de malaise?

Un homme qui est privé d'une main ou d'un bras, peut-il être regardé comme malade? Il en est de même d'un aveugle, qui, par cela seul qu'il est privé de la vue, ne peut être considéré non plus comme malade. Nous pourrions multiplier ces exemples pour prouver que seul le trouble des fonctions ne peut suffire pour constituer une maladie; car un trouble, même notable, n'est pas toujours incompatible avec la santé. D'où il résulte aussi que la santé n'est pas non plus cet état caractérisé par la régularité et l'harmonie dans les fonctions, car la santé est une chose individuelle et dont l'existence dépend d'une foule de circonstances.

Vu le peu de valeur de ces explications, et depuis les progrès récents de l'anatomie pathologique, on a cherché de nouvelles définitions. D'après les uns, la maladie consisterait en une réaction de la vie, soit locale ou générale, soit immédiate ou médiate, contre un obstacle, un trouble ou une lésion (Littré). Mais là encore, en cherchant à être plus exact et à matérialiser, en quelque sorte, la maladie on n'est pas arrivé à une définition vraie : car une altération de tissu, même considérable, ne deviendrait, d'après cette définition, maladie, que lorsqu'elle serait complète, ou elle ne serait considérée comme telle qu'à dater de l'époque où cette altération influerait sur l'économie. Comme exemple, citons avec M. le professeur Chomel, ces anévrysmes de l'origine de l'aorte, qui parviennent quelquefois à un degré très-avancé, sans apporter de trouble apparent dans la santé jusqu'à ce que la perforation du vaisseau soit complète; tandis que la même lésion développée dans un autre point du même vaisseau, et donnant lieu, soit à la compression d'un organe voisin, soit à des battements perceptibles au travers des parois thoraciques, constituerait une maladie presque dès son principe. En effet, ces objections sont trop graves pour se dissimuler tout le vice de cette définition.

Reil et M. le docteur Dubois d'Amiens ont encore défini la maladie comme un acte fondé sur l'organisation, dont des circonstances insolites ont sollicité à convertir les opérations ordinaires en d'autres anormales.

Après avoir consulté ces auteurs et réfléchi sur leurs définitions, nous devons avouer qu'il est impossible d'arriver à une définition satisfaisante de la maladie sans y comprendre les altérations de structure, que ces altérations soient ou non accompagnées de troubles fonctionnels.

D'après ces considérations et vu l'impossibilité de saisir l'essence de la maladie, nous disons, d'après l'état actuel de la science : « La maladie est un trouble plus ou moins notable accidentellement survenu, soit dans la disposition matérielle des parties du corps vivant, soit dans l'exercice des organes.

Quoique cette définition ne soit pas tout à fait sans reproche, c'est elle cependant qui se rapproche le plus de la vérité. M. le professeur Chomel, l'adopte comme la meilleure; mais, hâtons-nous de le dire, la santé et la maladie se confondant souvent ensemble, ces imperfections existeront quand même.

La maladie ainsi définie d'une manière générale, voyons maintenant comment on doit la définir en particulier.

Il est incontestable qu'il est plus important de définir toutes les maladies isolément que d'en avoir une idée générale. Mais les difficultés d'une définition sont les mêmes que tout à l'heure, vu l'obscurité où se trouve la nature intime de la maladie. Nous devons donc nous borner toujours aux phénomènes sensibles ou aux caractères que chacune d'elles présente en particulier. Ainsi nous devons encore étudier ici les altérations physiques et chimiques du corps vivant et des phénomènes morbides où symptômes depuis leur début jusqu'à leur terminaison.

Nous venons de le dire, c'est d'après leurs phénomènes et leurs caractères qu'on doit définir les maladies; cependant il est des cas où la cause connue de la maladie entre aussi comme élément important dans la définition.

Ainsi, l'asphyxie, la colique saturnine, les contusions, les plaies, pour être exactement définies, doivent comprendre les causes qui les ont déterminées.

CHAPITRE PREMIER.

ÉTIOLOGIE.

CAUSES DES MALADIES.

L'étiologie est, dans toutes les sciences, l'étude des causes ; en pathologie elle a la même signification. Les causes des maladies sont très-nombreuses et très-variées selon les points de vue sous lesquels on les envisage. On les a distinguées en *causes externes*, celles qui sont constituées par les circonstances en dehors du malade, en *internes*, celles qui existent en lui ; en *causes principales*, celles qui prennent la plus grande part dans la production des maladies, en *accessoires*, celles qui n'ont pas une grande influence dans le développement des maladies, mais qui y contribuent en favorisant les phénomènes morbides qui les traversent ; en *causes mécaniques*, comme les coups, les blessures par armes à feu, par instruments tranchants, contondants, par arrachements, etc.; en *causes chimiques*, parce qu'elles produisent dans leur action sur nos tissus des effets caustiques ; en *causes physiques*, celles qui agissent comme les agents impondérables : calorique, électricité, lumière ; en *causes prédispo-*

santes, celles qui, en modifiant notre économie, la prédisposent à telle ou telle maladie; en *causes occasionnelles*,
ordinairement accidentelles, celles qui provoquent le
développement de la maladie; en *causes déterminantes*,
celles qui, en exerçant directement sur l'homme une
action spéciale, produisent des effets morbides constants:
tels sont les instruments vulnérants qui font les plaies et
les fractures; en *causes physiologiques*, celles qui deman-
dent le concours d'une réaction vitale; en *causes occultes*,
celles dont l'existence, n'étant accusée par aucune circonstance extérieure, est attribuée aux influences épidémiques
et aux autres qualités inappréciables de l'atmosphère; les
causes spécifiques (poison, virus, contagion,) se rattachent
aux causes déterminantes. Nous allons les décrire avec plus
de détails.

ARTICLE PREMIER.

CAUSES PRÉDISPOSANTES.

Elles comprennent deux grandes divisions : les causes
prédisposantes générales et les causes prédisposantes particulières ou individuelles. Les premières se trouvent ré-
pandues dans l'atmosphère et sont liées à certaines conditions des localités. Elles agissent à la fois sur un grand
nombre d'individus. Les secondes (causes prédisposantes
individuelles) agissent comme leur nom l'indique d'une
manière particulière et tout individuelle.

Nous commencerons par l'exposition des premières.

CAUSES PRÉDISPOSANTES GÉNÉRALES.

INFLUENCE ATMOSPHÉRIQUE. L'atmosphère qui, comme
un immense corps gazeux, entoure et enveloppe la terre, et

dans lequel tous les êtres organisés puisent un des éléments de leur existence, offre des conditions diverses, dont les unes sont indispensables et les autres plus ou moins favorables à l'exercice des actes de la vie. Ces éléments ont sur l'économie animale des influences particulières qui sont liées à différents états de l'atmosphère; leurs effets sont relatifs et varient suivant certaines conditions dans lesquelles l'homme se trouve placé. Les divers changements atmosphériques, pour être considérés comme des causes prédisposantes, ont besoin d'exercer leur action sur l'économie pendant un temps assez prolongé, de manière à la modifier au point d'y produire diverses prédisposition aux maladies; autrement ces états atmosphériques agiraient d'une manière tout accidentelle, et partant ils rentreraient dans la catégorie des causes occasionnelles. On voit par là que, pour bien saisir l'influence atmosphérique, il faut l'examiner au point du vue de ses différents états. Ainsi, sous l'influence de l'air froid il se produit une sorte de refoulement des liquides vers les organes intérieurs, la perspiration de la peau se ralentit; l'activité fonctionnelle du poumon est, au contraire, augmentée. Ainsi l'air froid et sec prédispose aux inflammations profondes, aux hémorrhagies actives, et imprime aux maladies aiguës qui se développent alors, ce caractère particulier qu'on désigne sous le nom de génie inflammatoire. Nous avons vu à Constantinople des congestions et des apoplexies cérébrales éclater sous l'influence de l'air froid; mais il importe de noter que ces accidents ont lieu lorsque le vent du sud est brusquement remplacé par le vent du nord qui est froid et sec. Le coup de soleil et le coup d'air (*Guneche vourouchou; hava vourouchou* des Orientaux) prennent leur développement dans les mêmes conditions atmosphériques, surtout lorsqu'en même temps que le vent du nord souffle, il règne un air froid, que le soleil est ardent et que la transpiration cutanée vient à se supprimer brusquement[1]. D'ailleurs les relevés statistiques, de M. le professeur Andral s'accordent parfaitement avec nos observations, savoir : que les hémorrhagies cérébrales sont bien plus souvent provoquées par le froid que par la chaleur ; et nous insistons surtout sur le froid sec, qui surprend l'économie d'une manière brusque. Nous avons vu aussi des lumbagos très-douloureux et très-tenaces se développer sous l'influence d'un coup de froid sur les reins. M. Bégin dit avoir observé un cas d'inflammation des reins par l'action du froid qui, en arrêtant l'action de la peau, a provoqué une sécrétion urinaire supplémentaire. L'humidité, jointe à l'air froid, prédispose aux affections catarrhales, aux hydropisies, aux rhumatismes, au scorbut, aux engorgements lymphatiques et scrofuleux. L'air chaud, au contraire, détermine ordinairement un afflux de liquides de l'économie du centre vers la périphérie; sous l'influence de cette température une fluxion s'établit vers la peau, le cerveau et les organes digestifs. L'air chaud et sec prédispose aux phlegmasies superficielles de la peau et donne en général aux affections aiguës la forme dite *bilieuse ;* l'air chaud produit sur l'économie un affaiblissement général des forces ; cette action débilitante est d'autant plus remarquable que l'air chaud est en même temps humide; les affections du tube digestif sont alors plus fréquentes, et les maladies prennent la forme dite *adynamique*: l'air chaud et humide favorise la contagion des maladies, la production des miasmes et des épidémies.

Si l'air, abstraction faite de sa température, n'est pas suffisamment renouvelé, il devient impropre à la respira-

1. Voy. *Turquie médicale, mémoire lu à l'Académie de Médecine de Paris;* 1854, par le docteur Beyran.

tion et acquiert des propriétés nuisibles à la santé. L'air des endroits fermés, les prisons, les cachots et les souterrains se trouvent dans cette condition, l'homme ne peut y demeurer longtemps sans en ressentir les effets funestes; ses fonctions languissent, sa constitution se détériore et différentes maladies chroniques ne tardent pas à l'atteindre.

La privation de lumière entre aussi comme cause dans le développement des maladies; les expériences de M. Milne Edwards prouvent que l'action de la lumière est indispensable au développement des êtres organisés et que sa soustraction devient une des causes extérieures qui favorisent chez les enfants la production des affections rachitiques et scrofuleuses.

Hildenbrand a fait des remarques semblables; l'absence de lumière facilite d'après cet observateur la contagion du typhus. Ajoutons aussi que la privation de la lumière dispose aux infiltrations, à l'anasarque, au scorbut et donne lieu au dépérissement des êtres organisés soumis à cette fâcheuse condition.

Saisons. — Bien que toutes les maladies puissent se montrer à toutes les époques de l'année, on doit reconnaître que le développement de beaucoup d'entre elles est soumis aux influences de certains changements naturels de l'atmosphère qui ont lieu à des époques fixes qu'on appelle *saisons*. Ces époques agissent surtout alors par leur succession et leur continuité comme des causes prédisposantes à telle ou telle série de maladies. Les saisons empruntent beaucoup de leur puissance pathogénique à la température comme aussi à l'état hygrométrique qui s'y rencontre. Hippocrate avait observé l'existence d'un caractère uniforme dans toutes les maladies de l'été; il avait aussi remarqué un caractère semblable dans les maladies de l'hiver, et il avait réuni aux maladies de l'été celles de la dernière moitié du printemps et de la première moitié de l'automne; et aux maladies de l'hiver celles qu'il avait observées à la fin de l'automne et au commencement du printemps. Les maladies du printemps présentent ordinairement une marche plus active, des signes bien manifestes et une terminaison plus rapide; les moyens thérapeutiques dirigés contre elles sont plus puissants, et les récidives de maladies de cette saison sont en général plus rares. Quant à leur siége tous les observateurs s'accordent à reconnaître que les inflammations de la gorge, du larynx, de la poitrine, les hémorrhagies sont plus fréquentes au printemps. En France, dit M. le professeur Chomel, le nombre des maladies aiguës est constamment plus considérable à l'automne et la mortalité est plus grande au printemps. Nous avons remarqué absolument la même chose en Turquie et surtout à Constantinople où la mortalité est également plus grande dans cette saison [1]. A l'automne les maladies qu'on observe sont celles des membranes muqueuses, surtout celles du système abdominal, telles que la dysenterie, les fièvres intermittentes avec fréquentes récidives. Mais il est à remarquer que les conditions du développement des émanations marécageuses auxquelles ces fièvres sont attribuées, sont plus communes en automne qu'au printemps; quoi qu'il en soit on ne peut retrancher complétement l'influence de la saison sur les causes de ces fièvres.

L'hiver et l'été agissent à peu près comme l'air froid et l'air chaud: ainsi l'hiver prédispose aux hémorrhagies actives, aux congestions cérébrales; l'été aux maladies bilieuses, aux maladies de la peau, au choléra sporadique et aux maladies nerveuses.

1. Voy. la *Turq. méd.*, art. *Climatologie*, par le docteur Beyran.

ARTICLE II.

CLIMATS.

On donne le nom de climat à toute région comprise
entre deux cercles parallèles à l'équateur, qui présente
un ensemble de conditions physiques capable d'exercer
sur les êtres organisés une influence spéciale. Cette
influence, comme cause prédisposante des maladies, est
plus grande que celle des saisons. La nature de chaque
climat est géographiquement déterminée ; mais le plus
important à étudier dans un climat, c'est sans contredit
la température. On divise les climats en climats chauds,
en climats tempérés et en climats froids ; mais pour ce qui
concerne les climats tempérés on ne peut leur accorder
une influence propre et c'est aux vicissitudes atmosphériques qu'ils doivent leur influence sur l'économie animale
comme cause prédisposante.

DES CLIMATS CHAUDS ET DES CLIMATS FROIDS.

CLIMATS CHAUDS. Etendus depuis l'équateur jusqu'au
30° degré de latitude, les climats chauds, ont pour limite la
plus grande partie de l'Afrique, de l'Asie, de l'Amérique
méridionale, et de l'Océanie. La température de ces climats est en moyenne de $25 \times 35°$.

La plus grande chaleur qu'on observe est de 48° et la
moindre de $\times 12°$. Il va sans dire que les variations du
jour à la nuit sont très-considérables. L'influence des climats chauds est en général semblable à celle que nous
avons attribuée à l'air chaud ; ainsi les tempéraments
bilieux et lymphatiques prédominent chez les peuples de
ces climats. La peau qui joue un rôle très-actif chez eux

est ordinairement colorée, les cheveux sont plus ou moins foncés; la circulation sanguine étant plus active, il y a plus de disposition aux hémorrhagies et surtout aux épistaxis. Le système respiratoire, quoique d'une énergie fonctionnelle moins grande chez ces peuples, n'est cependant pas à l'abri de maladies graves, circonstance qu'on peut attribuer aux variations brusques de température auxquelles l'économie animale est soumise. Davy, les docteurs Copeland et Guérard, rapportent que dans ces régions la proportion d'acide carbonique respirée par l'homme est moindre que dans les autres climats, même en ayant pour ces derniers la précaution d'élever artificiellement la température de l'air comme on le fait pour les animaux soumis à cette expérience; mais d'un autre côté la calorification est plus faible, bien que la chaleur moyenne de l'homme soit plus élevée ($\times$ 38, 33°). Sous ces climats les forces physiques sont ordinairement peu développées, aussi presque toutes les affections qu'on y observe, ont elles une forme adynamique prononcée; l'énergie de la sécrétion biliaire paraît être le résultat des sympathies qui unissent le foie à la peau, tégument dont l'activité fonctionnelle est augmentée dans les pays chauds. D'où résultent des affections principalement caractérisées par l'anorexie, les nausées, l'affaiblissement moral, le découragement profond et une grande susceptibilité d'humeur; par l'enduit jaunâtre de la langue et des yeux, l'ictère, la diminution de la sécrétion urinaire qui est en raison inverse de l'augmentation de la sécrétion de la peau; par les hémorrhagies, et enfin par les alternatives de la diarrhée et de la constipation, mais surtout par la diarrhée et les phlegmasies intestinales, et en particulier la dysenterie. L'insolation dans les climats chauds où le soleil frappant perpendiculairement est par conséquent très-ardent, peut occasionner la folie, Esquirol en a rapporté plusieurs cas. M. Revolat, à son tour, a observé des cas semblables. Le même observateur raconte qu'il a vu plusieurs fois en Espagne (1791 et 1795) des soldats français, qui n'étaient point acclimatés, être atteints d'aliénation mentale après avoir été exposés à l'ardeur du soleil. D'où il résulte que les voyageurs originaires des climats tempérés, arrivés dans les climats chauds, en subissent l'influence morbide plus facilement que les indigènes. La proportion des étrangers qui succombent en arrivant aux Antilles, dit Lind, est d'un cinquième par année, et les observations, rapportées par Rajon, sur les Allemands nouvellement arrivés à Cayenne, sont même plus effrayantes.

Puisque nous sommes à l'article des climats chauds, disons un mot sur le développement des tubercules dans le tissu pulmonaire. Relativement à l'étiologie de la phthisie, quelques médecins s'accordent à dire qu'on a fait des relevés statistiques qui prouvent que la phthisie est très-rare sous les climats chauds et qu'elle ne peut se développer que lorsque déjà les tubercules étaient à l'état naissant dans le poumon, mais que jamais cette affection n'y est primitive. C'est là une erreur grave, nous avons vu avec plusieurs auteurs la phthisie se développer aussi bien dans les pays chauds que dans les pays froids, et avec la même proportion, la même marche et la même terminaison fâcheuse. Les climats chauds favorisent la propagation des maladies contagieuses dont nous parlerons.

Il est un fait important au point de vue de la chirurgie, et que nous avions déjà touché dans une autre circonstance [1] ; je veux parler des bonnes conditions qu'on trouve dans les climats chauds, où les blessures, les solu-

1. *Mémoires à la Société de Chirurgie de Paris*, 1853-1854, par le docteur Beyran.

tions de continuité, les plaies, les fractures guérissent en général rapidement. Les inflammations dues aux opérations chirurgicales présentent rarement cette tendance à la suppuration qu'on observe généralement dans les autres climats, aussi la phlébite y apparaît-elle exceptionnellement.

CLIMATS FROIDS. — Ils s'étendent depuis le 55ᵉ degré de latitude jusqu'au pôle, c'est-à-dire qu'en allant de plus en plus vers cette dernière limite, le froid augmente d'intensité.

Il ne faut pourtant pas en conclure que le point le plus froid de la terre soit le pôle, on serait alors en opposition avec les résultats donnés par les lignes isothermes. D'après les observations du capitaine Franklin, en 1820, le pôle septentrional de notre globe a une température moyenne de — 16°, tandis que le pôle glacial atteint celle de —23° ; le plus grand froid observé jusqu'ici, à l'ombre, est de — 50° ; température qui, combinée avec la plus grande chaleur observée en Afrique (× 48°), donne comme résultat une variation de 100° centigrades, que l'homme supporte en parcourant le globe terrestre.

Le capitaine Parry rapporte que, dans l'île de Melville (75° latitude et 113° longitude de Paris), la température moyenne est de —17° centigrades, le maximum étant × 15, et le minimum — 47°. Il résulte des expériences du capitaine Parry que, dans cette île, le mercure exposé à l'air gèle naturellement pendant cinq mois, de novembre à avril ; l'hiver de ces contrées s'étend d'octobre à avril, l'été a une marche très-rapide, et dure pendant les mois de juin et de juillet. Il est naturel de se demander comment un froid aussi intense et aussi soutenu peut être supporté par des êtres vivants ? Mais le capitaine Parry ne manque pas de nous répondre que, pendant le court séjour de l'expédition sur la côte méridionale de l'île de Melville, les chasseurs des équipages tuèrent 3766 livres de gibier, bœufs musqués, rennes, lièvres, oies, canards et perdrix; et il ajoute, en l'assurant, qu'un homme bien vêtu peut se promener sans inconvénient à l'air libre, alors que le thermomètre marque — 47°. Mais il rapporte, en même temps, que, pour peu que le plus léger vent s'élevât, l'homme éprouvait à la face une douleur vive, cuisante qui était bientôt suivie d'une céphalalgie insupportable. Les habitants de ces régions sont ordinairement doués d'un tempérament sanguin; chez eux, la circulation est peu active, et par contre, les fonctions du poumon très-énergiques, de même que la calorification très-puissante. Le capitaine Parry nous dit aussi avoir observé que la température du sang des animaux qu'il avait tués croissait avec l'abaissement atmosphérique. Cet observateur a remarqué que les habitants de ces contrées étaient doués d'une grande activité, qu'ils se livraient volontiers à tous les grands mouvements et accéleraient ainsi la circulation afin d'augmenter la chaleur du corps.

Nous avons dit plus haut que l'air froid refoule le sang de la périphérie des organes vers le centre, il en résulte pour les organes intérieurs une grande activité fonctionnelle : sous les climats froids l'appétit est vif, les digestions faciles et énergiques, même pour les aliments les plus indigestes. On sait que les Esquimaux se nourrissent d'une espèce de poisson cru à l'huile bien difficilement supporté sous nos climats, mais par cela même que ces peuples se nourrissent d'aliments excitants et font usage de boissons stimulantes, comme l'eau-de-vie de grain, il s'opère chez eux une réaction vitale, propre à résister au froid. Le système nerveux est, au contraire, très-peu énergique chez ces peuples; ils n'ont pas une sensibilité marquée. Les sécrétions urinaires, *lactacée, adipeuse* sont très-actives, les fonctions de la peau étant presque nulles. Les indigènes des régions polaires sont exposés, par suite de l'influence du climat, à la congélation de certaines parties du corps : le nez, les oreilles, les doigts et même des membres entiers. L'ophthalmie et les congestions cérébrales et pulmonaires sont endémiques dans ces contrées à température extrême. L'ophthalmie est due à deux causes : la congélation des larmes par l'excès du froid et l'action d'une trop vive lumière, par reverbération de la neige. On peut citer encore les congestions cérébrales et pulmonaires, la variole et une variété de lèpre tuberculeuse connue en Norwége sous le nom de *spédalskhed ;* cette affection déforme d'une manière hideuse le visage, et, comme la syphilis et le scorbut, elle entraîne quelquefois la perte des extrémités du corps et surtout du nez. Quant aux affections du tube digestif, tout en reconnaissant l'influence de ces climats sur leur développement, on trouve que la mauvaise alimentation y joue un rôle important et elle rentre pour une grande part dans la question des causes. ..

Les étrangers qui vont vivre dans ces contrées froides en subissent l'influence en contractant surtout les maladies des organes respiratoires. L'histoire nous rappelle ce qui arriva aux savants français et espagnols, au sommet du Pinchincha, et sur les monts voisins, pour y mesurer un arc de la terre, leurs pieds étaient enflés et tellement sensibles qu'ils ne pouvaient supporter la chaleur du feu, et le moindre mouvement leur causait les plus cuisantes douleurs; leurs mains étaient envahies par des engelures, leurs lèvres gercées saignaient au moindre mouvement pour parler, pour manger, et surtout pour rire (Prevost, **Hist. gén. des Voyages**).

Les oreilles, le nez, le penis, le bras, le pied, ont été enflammés par le froid et frappés de mort, dit Paré, dans ses relations de voyage en Piémont ; plusieurs soldats ont même perdu la vie à la chapelle des Transis, située sur le Mont-Cenis, par où ils avaient du passer sous une atmosphère glaciale. Fabrice de Hilden, a été obligé d'amputer le bout des doigts à un pèlerin breton qui avait passé une nuit dans la neige sur le Mont-Saint-Bernard.

Larrey, qui avait, sous l'empereur Napoléon Ier, traversé, pendant l'hiver, la Russie depuis Moscou jusqu'à Wilna et Kowno, et qui eut plusieurs occasions d'étudier ce sujet (l'influence des régions froides), ne considère pas le froid comme la cause précisément déterminante de la gangrène des extrémités. Citons d'abord ses observations à Eylau : « Tous les médecins qui ont écrit sur cette mortification, dit-il, considèrent le froid comme sa cause déterminante; cependant, si nous portons notre attention sur le temps de l'explosion de cette maladie... nous pouvons nous convaincre que le froid n'est pas la cause prédisposante... Pendant les trois ou quatre jours qui précédèrent la bataille d'Eylau (le mercure était descendu du 10° au 15° sous 0, therm. R.) et jusqu'au deuxième jour après la bataille, aucun soldat ne s'était plaint de quelque accident dépendant de la congélation ; néanmoins, nous avions passé ces journées et une grande partie de la nuit dans la neige et sous les frimas les plus rigoureux... Mais la température s'étant élevée tout à coup, dans la nuit du 9 au 10 février, jusqu'à 3, 4, 5° + 0, le dégel survint précédé d'une *sombre pluie de verglas*. Dès ce moment arrivèrent à l'hôpital un grand nombre de soldats se plaignant de vives douleurs dans les pieds, d'engourdissements, de pesanteur et d'un fourmillement incommode dans les extrémités, qui étaient d'un rouge obscur et à peine tuméfiées. Chez quelques-uns les doigts privés de mouvement, de sentiment et de chaleur, étaient déjà noirs et desséchés (*Mémoires de chirurg. milit.* t. III. p. 60).

La sombre pluie de verglas, dont parle Larrey, paraît contribuer pour beaucoup aux accidents de congélation. On trouve de l'analogie entre cette pluie de verglas et la poussière de glace qu'emportent les vents du Nord, poussière qui fatigue cruellement les yeux et déchire la figure.

Disons, en terminant ce sujet, que l'homme civilisé peut vivre partout, sous les climats chauds comme sous les climats froids, en ayant recours aux sages préceptes hygiéniques; ajoutons, pourtant, qu'il peut s'acclimater avec moins de danger aux régions froides qu'aux régions tropicales; dans ces dernières, les étrangers, les naturels même sont poussés, par excès de température, à un régime souvent nuisible à leur santé.

INFLUENCE DES LOCALITÉS. — Nous venons de le dire : l'homme peut habiter toutes les régions, tous les endroits de la terre, mais s'il peut vivre partout, il éprouve aussi les avantages et les inconvénients naturels attachés à chacun des séjours qu'il adopte. Sa constitution physique et morale reçoit nécessairement les empreintes de ces localités qui agissent simultanément avec les influences climatériques et météorologiques. Ainsi les localités marécageuses, qui, par les émanations méphitiques qu'elles engendrent, sont une cause prédisposante très-puissante des fièvres intermittentes, rémittentes ou continues, doivent emprunter à l'élévation de température et à certaines conditions d'humidité, leur funeste disposition à faire naître ces fièvres. Il en est de même pour les climats; il faut une certaine coïncidence de tel climat et de telle condition locale ou topographique, pour donner lieu à des vents tels que : le *harmatan* sur les côtes de

Guinée, le *simoun* sur celles de Barbärie, le *chamsin* en
Égypte, le *lodos* eu Turquie; ce vent du Sud qui est chaud
et humide coïncide à Constantinople avec les épidémies [1];
les *collas* de Manille, le *siroco* en Italie, etc. On voit à
Bourbon, à l'Ile de France, le carreau ou le développe-
pement des tubercules dans les glandes mésentériques,
qui sévit sur les enfants; aux Antilles, la fièvre jaune
frappe mortellement la plupart des voyageurs qui y arrivent. Tandis que, dans l'Inde, cette fièvre est moins fréquente, le nouvel arrivant ne se trouve pas immédiatement
dans une si fâcheuse condition; mais alors il contracte lentement les affections intestinales et hépatiques qui le font
succomber plus tard dans une proportion telle que, en
établissant un parallèle, la mortalité dans l'Inde finit,
après quelques années de séjour, par surpasser celle qu'on
trouve en Amérique.

Les localités sèches et élevées prédisposent aux affections
inflammatoires, les localités basses et humides, au contraire, aux maladies à marche chronique. Toutes choses
égales d'ailleurs, les premières sont beaucoup plus saines
que les secondes, aussi observe-t-on ordinairement que,
dans les villes bâties sur le versant d'une montagne, les
maladies sont rares, qu'elles présentent une forme franchement inflammatoire sur les hauteurs, et qu'elles sont fréquentes et offrent en général la forme chronique dans les
parties basses. L'habitation des grandes villes prédispose
aux maladies nerveuses, etc.; l'habitation à la campagne,
aux affections aiguës. La fièvre typhoïde, qui attaque l'individu nouvellement arrivé dans une grande ville (Paris est
dans ce cas), doit être surtout considérée comme une conséquence des influences de localité; et en effet, le climat

---

1. *Topographie et Climatologie*, par le docteur Beyran.

qu'on a quitté et celui dans lequel on vient d'arriver sont
souvent les mêmes. Un fait important de l'hygiène navale
qu'on a observé, et que nous-même, dans nos divers voyages, avons remarqué, c'est la bonne santé des équipages
qui traversent les mers, sans séjourner nulle part, et qui
contraste avec les maladies dont ils sont atteints dans des
conditions opposées. Les voyages non interrompus, c'est-
à-dire le changement continuel des lieux paraît être avan-
tageux à l'homme; et la maladie n'attaque ordinairement
le voyageur que quand il est resté un certain temps dans
une même localité.

CAUSES PRÉDISPOSANTES INDIVIDUELLES.

HÉRÉDITÉ. La transmission des maladies des parents
à leurs enfants, considérée d'une manière abstraite, est
admise par tous les médecins; mais cet accord d'opinion
disparaît dès qu'il est question d'admettre ou de rejeter
l'hérédité de telle ou telle maladie en particulier. Pour
certain nombre de maladies, l'hérédité existe réellement
et la science en possède des relevés exacts et nombreux ;
sont dans ce cas les affections tuberculeuses ou cancéreuses, la syphilis, les affections du cœur, le rhumatisme, la goutte, la gravelle, l'aliénation mentale, l'épilepsie et un grand nombre d'affections de la peau. M. le
professeur Andral admet aussi la transmission par hérédité de certaines formes d'apoplexie. Sous l'influence de
cette transmission, la maladie peut aller de génération en
génération, où s'arrêter à l'une d'elles pour s'y éteindre
complétement. On a remarqué que, dans quelques familles,
le sexe semblait modifier l'hérédité; tandis que les filles
étaient atteintes d'une maladie, les garçons étaient affectés

d'une autre; de sorte qu'il n'y avait aucune analogie avec la maladie de leurs sœurs.

Le père étant le point de départ d'une maladie et la mère d'une autre, il peut se développer chez leurs enfants une double hérédité. Il est des cas aussi où, un seul des ascendants étant malade, la manifestation morbide a été double et variée selon le sexe; d'autres fois, on voit, le père et la mère présentant chacun une maladie différente, une sorte de croisement des sexes, c'est-à-dire que la maladie du père se reproduisait le plus particulièrement chez les filles, celle de la mère spécialement chez les garçons. D'ailleurs, on a remarqué que les maladies de la mère semblaient plus facilement transmissibles que celles du père. Mais, dans toutes ces questions d'hérédité, le point le plus important pour le médecin est de chercher à déterminer d'abord si telle maladie, qui s'est montrée chez les parents, se développe souvent chez leurs enfants; et ensuite, jusqu'à quel point ce développement morbide est fréquent?

Quant à la syphilis héréditaire, les parents infectés de la vérole peuvent communiquer cette maladie à leurs enfants, soit pendant le séjour du produit de la génération dans la matrice, et alors les nouveaux-nés portent sur le corps des marques de la syphilis constitutionnelle; soit qu'ils sont infectés, pendant l'accouchement, lors de leur passage par le vagin portant des ulcérations syphilitiques ; dans ce cas la manifestation des accidents véroliques a lieu ordinairement avant la seconde semaine de la naissance. La syphilis héréditaire est essentiellement constituée par des symptômes secondaires; aussi tout accident primitif de la syphilis y manque-t-il toujours. Parmi les signes de maladie syphilitique constitutionnelle, que présentent les nouveaux-nés, les plus communs sont les bulles de pemphigus qui occupent la paume des mains et la plante des pieds. Les enfants sont aussi infectés par des nourrices, atteintes d'ulcérations syphilitiques aux mamelons, ou par les baisers des personnes portant des chancres aux lèvres ou dans la bouche. Mais ces dernières circonstances étiologiques ne peuvent être considérées comme des conditions de la syphilis congénitale ou héréditaire; la véritable syphilis héréditaire se rapporte à la vie intra-utérine.

La transmission de la syphilis aux enfants semble provenir le plus ordinairement du côté du père que de la mère, et cette transmission peut avoir lieu sans que la femme ait été atteinte de la vérole. D'ailleurs, il n'est pas nécessaire que le père ou la mère soient actuellement atteints d'accidents syphilitiques, il suffit que des accidents primitifs de la syphilis aient existé et aient été suivis d'infection générale pour transmettre la syphilis aux enfants. La nature et le degré des accidents véroliques que présentent les parents ne sont pas non plus sans influence pour la transmission de la syphilis. Enfin l'infection syphilitique héréditaire provenant du côté de la mère est plus à redouter, lorsque celle-ci est affectée de la syphilis, au commencement qu'à la fin de la grossesse.

Les maladies développées sous l'influence de l'hérédité se montrent ordinairement à un âge peu avancé ; d'autres fois, elles se manifestent exactement au même âge chez les enfants que chez leurs parents ; dans d'autres cas enfin la disposition héréditaire passerait inaperçue sans une observation rigoureusement suivie : il arrive, en effet, que les enfants d'une même famille succombent à une même maladie alors même que les parents n'en offrent aucune trace, mais bientôt le père ou la mère, et quelquefois tous les deux, sont atteints à leur tour et revèlent ainsi l'origine de l'influence morbide exercée sur leurs enfants ; telle est l'aliénation mentale, de laquelle les enfants ont été frappés avant les parents. On avait observé aussi que les enfants issus de parents phthisiques succombaient ordinairement à une époque plus rapprochée de leur naissance qu'à celle à laquelle leurs parents auraient cessé de vivre et souvent avant l'âge où eux-mêmes auraient pu transmettre la disposition à la phthisie pulmonaire.

Les maladies transmissibles par hérédité sont assez variées ; quelques-unes sont caractérisées par un vice de conformation, d'autres par un trouble fonctionnel sans lésion appréciable du tissu ; par exemple : la surdité ou la cécité. Les unes existent au moment de la naissance et sont appelées maladies *congénitales* ; les autres, et c'est le plus grand nombre, se développent plus ou moins longtemps après la naissance ; ainsi le rachitis se montre vers l'âge de deux à trois ans ; les affections scrofuleuses et épileptiques dans l'enfance, la phthisie pulmonaire et l'aliénation mentale dans la jeunesse ; les hémorrhoïdes, le rhumatisme et surtout la goutte dans l'âge mûr et la veillesse. Dans quelques familles on remarque une disposition héréditaire à l'apoplexie, à la pléthore sanguine et à certaines maladies aiguës.

Ages. — L'influence de l'âge comme cause prédisposante à certaines maladies est généralement admise par tous les observateurs. Il est incontestable, en effet, que certains âges sont bien plus exposés que d'autres à quelques catégories de maladies.

L'enfance prédispose aux affections de la peau, aux fièvres exanthématiques. L'œdème des nouveaux-nés, les différentes formes des stomatites, le muguet, la gangrène de la bouche, les angines et les laryngites pseudo-membraneuses diphtéritiques sont des maladies de l'enfance ;

les affections tuberculeuses des ganglions bronchiques, du
mésentère, du péritoine et du cerveau, les bronchites capillaires, les pneumonies lobulaires; les entérites, les méningites tuberculeuses, la chorée, l'hydrocéphale aiguë,
les affections scrofuleuses et vermineuses, le spina bifida,
sont également des maladies qui se montrent spécialement
dans le jeune âge. L'hydrocéphale et l'hydrorachis se développent avant la naissance et pendant que le fœtus est
encore dans l'utérus ; l'asphyxie des nouveaux-nés; l'ictère et l'endurcissement du tissu cellulaire sont des maladies les plus fréquentes à l'époque de la naissance.

L'âge adulte prédispose spécialement à certaines maladies, telles que : les affections des organes respiratoires;
les inflammations, l'hémoptysie; la phthisie pulmonaire, le
rhumatisme, les névroses. On sait que la puberté devient
pour les jeunes filles l'occasion de diverses maladies.

SEXES. — Toutes les observations prouvent qu'il y a
une certaine catégorie de maladies qui appartiennent ex-
clusivent à tel ou tel sexe, ainsi la vaginite, la métrite,
les métrorrhagies, les leuchorrhées ; l'engorgement des
seins, etc., ne peuvent se développer que chez la femme,
par la seule condition anatomique qu'elle présente dans
son organisation. Mais, abstraction faite des maladies des
organes sexuels; l'homme comme la femme sont à peu
près également prédisposés à contracter la plupart des affections : ainsi les phlegmasies, les fièvres, les névroses;
les affections organiques, les blessures; les plaies, les
fractures, les hernies, la syphilis, etc., atteignent indis-
tinctement les deux sexes ; et si l'on remarque une diver-
sité entre les maladies de l'homme et de la femme, elle
tient moins à la différence du sexe qu'à celle du genre
de vie et des conditions hygiéniques. Nous ne nions pas cependant la part d'influence du sexe dans le développement

dés maladies; aussi sans parler des troubles de la menstruation, de la grossesse ou de l'accouchement, de l'hystérie et dés maladies auxquelles la femme est réellement plus prédisposée qu'à d'autres, citons, par exemple : la phthisie pulmonaire, la chlorose, la hernie crurale, la névrose et certaines maladies de la peau. D'après les recherches de M. le docteur Uzac, la chlorose serait chez l'homme une maladie très-fréquente; sans être aussi absolu que ce médecin, nous admettons la chlorose chez l'homme, nous avons eu même l'occasion d'observer cette maladie chez ce dernier, et si l'attention des médecins ne se porte pas généralement à la chercher chez l'homme comme on le fait pour la femme, c'est que le diagnostic de la chlorose chez l'homme offre plus de difficultés, et qu'elle ne peut naturellement présenter tous les phénomènes qui la caractérisent chez la femme.

Rappelons aussi qu'entre la constitution de la femme et celle de l'enfant il y a un rapprochement tel que leurs maladies offrent une sorte de similitude; aussi les engorgements lymphatiques et scrofuleux, les symptômes nerveux qui compliquent ordinairement les maladies et surtout les maladies aiguës, appartiennent aussi bien à l'enfant qu'à la femme.

Notons enfin qu'il y a un certain nombre de maladies qui sont presque toujours départies à chacun des sexes; outre celles des organes génitaux et de leurs annexes comme l'hydrocèle et le sarcocèle chez l'homme, le cancer et l'inflammation de l'utérus et des ovaires chez la femme, le calcul de la vessie et la rétention d'urine sont des affections qui se montrent très-rarement chez la femme; et par contre, le cancer de la glande mammaire, la hernie crurale et l'hystérie ne se développent qu'exceptionnellement chez l'homme. De même que l'apoplexie cérébrale, assez fréquente chez l'homme, ne se montre chez la femme que très-rarement.

Tempéraments. — Le tempérament et la constitution sont deux éléments qui exercent à la fois une influence sur l'état pathologique de l'homme : le tempérament prédispose à diverses maladies et leur imprime un caractère particulier ; ainsi le tempérament sanguin prédispose à la pléthore, aux phlegmasies profondes et aux hémorrhagies ; et les maladies aiguës qui se montrent sont accompagnées de phénomènes généraux inflammatoires ; par exemple : la pneumonie développée chez une personne sanguine présentera, toutes choses égales d'ailleurs, une forme bien plus franchement inflammatoire que la pneumonie qui se sera déclarée chez un sujet d'un tempérament différent. Le tempérament bilieux prédispose aux phlegmasies abdominales, aux exanthèmes, aux maladies organiques, et en particulier au cancer ; le tempérament bilieux imprime un cachet spécial aux maladies par l'addition des phénomènes bilieux à ceux qu'elles présentent elles-mêmes ; la pneumomie dite bilieuse est dans ce cas. Le tempérament lymphatique prédispose aux affections catarrhales, aux écoulements chroniques, aux hydropisies, aux scrofules, à la phthisie pulmonaire ; et la plupart des maladies aiguës dont les individus lymphatiques sont atteints présentent une marche relativement très-lente et par conséquent une grande tendance à passer à l'état chronique. Ce tempérament expose plus particulièrement à l'hystérie, à l'hypocondrie, et à tous les troubles nerveux. Il ajoute encore aux symptômes ordinaires des affections inflammatoires divers troubles nerveux qui en changent la physionomie et en rendent la marche irrégulière.

Constitutions. — La constitution forte ne prédispose

réellement qu'à un petit nombre de maladies ; du reste elle est en quelque sorte la personification de la santé ; mais si les individus d'une forte constitution sont malades, les maladies ont presque toujours une marche plus aigüe et des symptômes plus intenses. Par contre, ceux qui ne sont doués que d'une faible constitution, sont relativement plus prédisposés à des maladies fréquentes et légères, mais ces individus habituellement malades, finissent par tomber dans un état de prostration ; toutefois, dans ces conditions de faiblesse générale, les affections inflammatoires ne sont pas rares et alors la terminaison de ces maladies est plus souvent lente. On a remarqué qu'un individu de faible constitution pouvait vivre souvent plus longtemps qu'un autre d'une constitution plus forte ; mais ce résultat n'est pas dû à la faiblesse de la constitution, il dépend des précautions auxquelles l'individu habituellement faible se soumet pour conserver sa santé. On a aussi prétendu que les individus plus gras sont prédisposés aux apoplexies, et qu'ils seraient à l'abri des maladies aiguës des organes respiratoires.

PROFESSIONS. — Les professions peuvent prédisposer l'homme à diverses maladies, par le concours d'autres circonstances relatives à sa profession ; ainsi, la cavalier est exposé particulièrement au varicocèle, à l'orchite, pendant qu'on est affecté d'une blennorrhagie chronique ; et aux hernies. La position constamment assise des bureaucrates prédispose aux hémorrhoïdes ; les hommes de lettres sont sujets à la céphalalgie, à l'insomnie et à l'apoplexie. Les débardeurs sont prédisposés à une altération particulière du derme caractérisée par le ramollissement, les gerçures et souvent même l'usure des parties qui sont restées en contact avec l'eau. L'exercice exagéré et souvent répété de la voix, du chant et de la déclamation auxquels les avocats, les professeurs, les chanteurs et les crieurs publics sont soumis, prédispose aux affections du larynx.

ALIMENTATION ET BOISSONS. — Les aliments peuvent devenir dans certaines circonstances la cause prédisposante de diverses maladies. Une alimentation habituellement très-considérable peut produire des résultats différents, tantôt une partie seulement est digérée, le reste devient inutile, surcharge le tube digestif et le force à un travail extraordinaire qui peut l'irriter et donner lieu aux maladies organiques de l'estomac et des intestins. Une diminution sensible et prolongée dans la quantité des aliments entraîne la diminution des forces et de l'embonpoint.

L'abus des boissons fermentées, du vin, des alcooliques, imprime à la plupart des maladies inflammatoires un caractère spécial dont on doit tenir compte au point de vue de leur pronostic et de leur traitement. La température des boissons entre aussi pour sa part dans l'étiologie de certaines maladies : les boissons très-froides, glacées, prédisposent à l'inflammation ou à certains névroses de l'estomac et du foie, en arrêtant les fonctions de ces organes. L'abus des boissons stimulantes comme le café et le thé prédispose aux troubles nerveux, à l'insomnie. Mais c'est surtout l'abus des alcooliques qui agit d'une manière fâcheuse sur l'économie ; la maladie connue sous le nom de *delirium tremens* résulte souvent de cet excès, et quelquefois aussi leur suppression brusque chez les ivrognes prédispose à la même maladie. Les effets pernicieux de ces boissons se développent surtout quand elles sont prises en dehors des repas et pendant la vacuité de l'estomac, car il y a alors action locale de ces boissons sur la muqueuse stomacle, et puis elle sont absorbées pour pousser plus loin leurs ravages. Les auteurs rapportent des cas de mort subite à la suite de cet excès. Il faut varier son alimentation, la satiété que l'homme éprouve lorsqu'il fait longtemps usage des mêmes substances, et le plaisir qu'il trouve aux aliments nouveaux prouvent en effet la nécessité de ce changement. L'usage exclusif de tel ou tel aliment peut produire certaines maladies, surtout chez les personnes qui avaient eu l'habitude de varier leur nourriture, ainsi les farineux prédisposent à la pléthore, les aliments gras et huileux aux écoulements chroniques, les substances animales aux affections aiguës ; l'usage exclusif des viandes salées au scorbut ; l'usage prolongé d'aliments *maigres* à la constipation et aux divers troubles du tube digestif.

INFLUENCE DES MALADIES. — Toutes les fonctions de l'économie animale peuvent, soit par exagération ou par insuffisance, soit par perversion ou par défaut de leur mode d'action, devenir des causes prédisposantes de maladies. La sécrétion purulente, par exemple, provenant d'un cautère, d'un vésicatoire ou d'un abcès, pourra, quand la proportion en augmentera outre mesure, amener un affaiblissement très-marqué et même donner lieu à une fièvre hectique.

Nous avons observé à Constantinople un cas mortel de résorption purulente, dont la cause était due à la suppression de la sécrétion d'un ancien cautère à la jambe. Le pus de ce cautère étant ainsi supprimé, il s'est développé un phlegmon diffus, profond à la partie interne de la cuisse (du même côté que le cautère), en même temps que des phénomènes généraux du passage du pus dans le torrent circulatoire ; nous avons ouvert ce phlegmon, où nous n'avons trouvé qu'à peine une demi-cuillerée à soupe d'un pus mal lié et de mauvaise nature[1]. Ainsi des espè-

---

1. *Consultation de Séraphin Manasse*, 1852, par les docteurs Davoud, Gaspard Sinapian, Beyran, Cipriani, Rascal, Naoum Duhany.

ces de fonctions normales, accidentellement ou artificiellement établies, peuvent produire des maladies ; mais ces
maladies elles-mêmes peuvent à leur tour agir comme des
causes prédisposantes à d'autres états pathologiques : une
première attaque d'hémorrhagie cérébrale prédispose à une
seconde, de même qu'une attaque de goutte, d'asthme à
d'autres ; cependant pour être dans le vrai, il faut dire que
chacune de ces maladies est l'indice ou l'expression d'une
prédisposition à la récidive de la même maladie.

D'autres fois, une phlegmasie vient à guérir brusquement,
puis est suivie d'une autre phlegmasie qui apparaît dans
un organe plus ou moins éloigné ; un érysipèle qui s'était
montré à la face, disparaît-il rapidement, une méningite
se déclare alors, et peut se terminer par la mort. De même
que des ulcères de jambes, quand ils sont très-anciens et
qu'ils viennent à être guéris beaucoup plus rapidement qu'à
l'ordinaire, peuvent donner lieu à des accidents quelquefois tellement graves qu'on est obligé de les rouvrir. Notons
enfin que la disparition trop brusque d'une dartre, peut
donner lieu à une autre variété morbide. Alibert dit avoir
vu une jeune femme atteinte d'une dartre pustuleuse au
visage, la faire disparaître par des topiques refrigérants,
aussitôt il s'est déclaré chez elle une ophthalmie grave qui
fut suivie de la perte de la vue. Rappelons aussi qu'une
grande analogie existe entre les hémorrhoïdes chez l'homme
et les menstrues chez la femme, aussi observe-t-on des
conséquences analogues qui résultent de leur suppression.

CAUSES SPÉCIFIQUES.

Poisons. Orfila, illustre toxicologiste que la science et
le corps médical ont perdu récemment, divisait les poisons,
d'après leur mode d'action, en quatre classes, à savoir :

les poisons irritants, narcotiques, narcotico-âcres et septiques; les poisons irritants, corrosifs, escarrotiques ou
âcres, ont la propriété de produire, suivant leur degré d'é-
nergie, la simple inflammation des parties sur lesquelles
on les applique, ou la plus complète désorganisation de ces
parties; les poisons narcotiques, tels que l'opium et les
solanées, agissent particulièrement sur le cerveau dont ils
troublent ou suspendent les fonctions, et déterminent peu
d'effet sur les organes mis en contact avec eux; les poisons
narcotico-âcres, comme les champignons vénéneux, réunissent ces deux modes d'actions; enfin les poisons septiques,
tels que la chair des animaux morts de certaines maladies pestilentielles, les matières animales en putréfaction,
certains produits de sécrétion morbide, déterminent des
affections graves à forme adynamique ou ataxique, produisant souvent la gangrène; affections qui se terminent
le plus fréquemment par la mort.

Ces états morbides déterminés par ces causes prennent
le nom *d'empoisonnement.*

Venins.—Parmi les causes spécifiques des maladies, les
venins se rapprochent des poisons septiques; ils paraissent être le produit de sécrétion propre à certains animaux vivants. Le venin est une production physiologique,
un moyen de défense ou d'attaque.

L'effet des venins, ordinairement très-prompt, se borne
toujours à l'individu qui est frappé, de sorte que cet
effet ne peut se transmettre à son tour, puisque l'introduction d'un venin dans l'économie n'y fait naître aucun
organe spécial, chargé de l'élaborer, le conserver et le
transmettre à un autre.

Citons comme animal venimeux l'ornithorinque, qui
porte un ergot à venin et fait partie des mammifères de
Cuvier; viennent ensuite les serpents les plus venimeux,

d'abord le genre crotale et surtout les espéces horridus et durissus. Parmi le genre vipère, les trigonocéphales, le naia ou le serpent à lunettes, sont également redoutables. En France et en Turquie d'Europe, le seul serpent dangereux est la vipère commune, et encore est-elle quelquefois incapable de déterminer la mort, tandis qu'un crotale peut tuer un homme sur le coup. Parmi les arachnides le scorpion est très-dangereux, les guêpes, les bourdons et les abeilles sont des insectes venimeux, mais ils sont en général peu dangereux. La piqûre des animaux venimeux détermine d'abord une douleur très-vive, un gonflement local qui s'étend des membres au tronc, puis des nausées et des vomissements; en même temps qu'une forte dyspnée, des syncopes, un refroidissement général, une prostration extrême; phénomènes alarmants dont la mort est la conséquence.

Virus.—Sous le nom de virus, on comprend, les agents morbides spécifiques dont l'existence est réelle, incontestable, mais dont la nature nous reste encore inconnue. Les maladies qui se développent sous l'influence de ces agents introduits dans l'économie, portent l'épithète de *virulentes*.

La syphilis, la rage, la variole, la vaccine, etc., sont des maladies virulentes. Nous venons de voir que le venin transmis par l'animal borne ses effets à l'individu qui en est frappé; tandis que celui qui a reçu le virus peut le communiquer à son tour à un autre individu, et ainsi de suite. Les effets du venin sont d'une rapidité effrayante; tandis que le virus introduit dans l'économie met un temps plus ou moins long à se développer.

La période de temps qui se passe depuis l'introduction du virus dans l'organisme jusqu'aux premiers signes de son développement, a reçu le nom *d'incubation*. Certains virus paraissent, dans leurs reproductions successives, perdre de leur énergie, surtout quand ces reproductions s'opèrent dans d'autres-conditions que celles dans lesquelles ils se sont produits pour la première fois.

Miasmes.— Bien que la nature des miasmes ne soit pas encore déterminée par les savants, on pense qu'ils proviennent, les uns de la décomposition des matières végétales et animales, privées de vie et placées dans des condition d'humidité particulières, comme au voisinage des marais; et c'est pour cette raison qu'on les a appelés les *effluves des marais* et les *miasmes marécageux*.

Nous sommes d'autant mieux autorisé à ranger les miasmes des marais, dit M. le professeur Chomel, parmi les causes spécifiques, que la spécificité des maladies qu'ils produisent est démontrée par la spécificité du remède qu'on leur oppose. Il ne peut, en effet, y avoir de remède spécifique que contre les maladies qui reconnaissent une seule et même cause.

Si l'on considère que les fièvres d'accès régnent habituellement partout où se trouvent réunies les conditions de cette décomposition, que ces fièvres paraissent surtout vers la fin de l'été, à l'époque où la baisse des eaux a mis à découvert la vase formée principalement par ces substances putréfiées; si l'on se rappelle qu'elles cessent de se montrer partout où l'on parvient à dessécher les marais et à donner à l'eau qui s'y amassait un écoulement convenable, qu'elles se sont montrées momentanément dans la plupart des localités où se sont formés des étangs accidentels; si l'on fait attention que ces fièvres, très-fréquentes et très-graves dans les lieux les plus voisins des eaux stagnantes, deviennent progressivement plus rares et plus légères à mesure qu'on s'en éloigne davantage ; si l'on a égard enfin à l'influence qu'exerce sur leur développement, dans le voisinage des marais, la direction des vents, il sera difficile, dit M. Chomel, de ne point admettre l'existence de ces miasmes et leur action dans le développement des fièvres d'accès.

Il y a une autre variété de miasmes qui comprend les exhalaisons qui s'échappent des êtres vivants, sains ou malades accumulés dans un espace relativement trop étroit, et surtout dans les lieux clos. Les maladies produites par ces causes ont reçu les noms de *maladies miasmatiques*, de maladies *putrides, malignes, pestilentielles*.

On a admis que ces causes favorisent le plus particulièrement les différentes espèces de typhus et de dysenterie. Dans toutes ces circonstances, on ne saurait nier l'existence d'une cause spéciale, ayant des effets toujours identiques, mais on ignore complétement sa nature et son siége. L'affection connue sous le nom de *pourriture* d'hôpital se développe encore sous l'influence d'une cause analogue : l'agglomération des malades dans un espace relativement trop serré. Dupuytren avait également remarqué que cette affection se reproduisait constamment quand les blessés, réunis dans les salles, dépassaient un certain chiffre et donnaient lieu à l'encombrement.

Les fièvres puerpérales chez les femmes en couches, les abcès multiples et même des érysipèles chez les opérés se montrent épidémiquement dans les salles consacrées aux malades, sous l'influence de cet encombrement. On sait que le terrible typhus des assises d'Oxfort s'est développé sous l'influence de l'encombrement d'individus non-malades. L'étude de circonstances morbides spécifiques se rattache à celle des constitutions médicales, des endémies et des épidémies, en même temps à tout ce qui a trait à l'infection et à la contagion, aussi devons-nous entrer successivement dans quelques détails relatifs à cette variété pathologique.

INFECTION. — Tantôt l'infection est le résultat de l'introduction dans l'économie du virus, par la piqûre d'un instrument qui en est souillé : cette espèce d'infection, qui est connue sous le nom de *l'inoculation*, se développe surtout chez ceux qui se livrent aux dissections, qui font des ouvertures de cadavres, chez les chirurgiens qui font sans précaution le pansement de certaines plaies comme le chancre et les ulcérations syphilitiques. L'infection par inoculation ne se développe pas d'emblée; c'est d'abord une simple inflammation locale qui se déclare après la piqûre; bientôt le virus déposé dépasse les limites du point enflammé et se répand dans toute l'économie; alors les phénomènes généraux de la résorption se déclarent et annoncent l'infection. Tantôt l'infection se développe à la suite de l'absorption des principes morbifiques fournis par les maladies elles-mêmes; ainsi la résorption du pus qui séjourne dans les cavités accessibles à l'air, ou qui est altéré par des détritus gangréneux, produit des accidents très-graves connus sous le nom d'infection putride et de résorption purulente dont nous avons parlé au paragraphe : *Influence des maladies.* La phlébite est un accident également très-grave qui succède parfois aux opérations chirurgicales et qui est souvent le point de départ de la résorption ou de l'infection purulente.

On a cherché à expliquer la manière dont les émanations morbides pénètrent dans l'économie animale; trois voies sont mises à l'ordre du jour; la muqueuse des voies respiratoires, la surface entamée, la muqueuse des voies digestives. Baglivi pensait que la principale voie ouverte à la pénétration des maladies infectueuses était la surface interne des organes de la digestion. Quenay n'admettait pas ce mode d'introduction de maladies dans l'organisme; et Hallé pensait que cette introduction avait lieu par la peau ; les expériences de Bichat paraissaient aussi confirmer l'opinion de Hallé, que Rousseau considérait comme peu fondée en refusant à la peau d'absorber les émanations tant que son épiderme est intact.

D'ailleurs les recherches de MM. Collard de Martigny et Grisolle sont d'accord avec celles de Rochoux. En effet l'influence de la peau, comme celle des voies digestives, semble être tout à fait secondaire dans ces circonstances. La voie la plus importante pour l'introduction des principes délétères doit être naturellement la muqueuse des organes respiratoires, qui, placée en contact immédiat avec l'atmosphère, reçoit rapidement l'air avec tous les éléments qu'il renferme ; ce dont on ne peut douter lorsqu'on voit avec quelle rapidité s'opèrent les empoisonnements par les gaz délétères.

CONSTITUTION MÉDICALE. — Sous cette dénomination, on comprend la relation que l'on suppose exister entre les diverses causes générales morbifiques et les maladies qui se développent dans le même temps. Par constitution médicale, on cherche aussi à comprendre une disposition générale, sous l'influence de laquelle toutes les maladies existantes prennent dans leur marche un aspect commun, quelque soient d'ailleurs leur siége et leur nature ; ainsi, la maladie du tube digestif, par exemple, présentera, comme complication, une affection catarrhale des bronches qui se développera alors. En résumé, en vertu de cette influence, la constitution médicale n'a d'autre objet que l'étude des causes morbifiques qui exercent une action sur un grand nombre d'individus à la fois. Mais elle diffère de l'endémie et de l'épidémie, parce qu'elle n'est pas l'expression d'un ensemble de causes capables de déterminer une maladie spéciale, comme l'endémie et l'épidémie. La constitution médicale ne fait que modifier la forme des maladies, sans produire à elle seule un état pathologique comme le font l'endémie et l'épidémie. D'où résulte que la constitution médicale n'est autre chose que les constitutions médicales stationnaires, temporaires, annuelles ou saisonnières, dans lesquelles toutes ces maladies, pendant une période de temps plus ou moins longue, présentent des caractères communs et requièrent un traitement identique.

MM. Chomel et Rochoux ne paraissent pas ajouter une grande importance aux résultats obtenus par l'étude de ces constitutions, soit qu'elles n'aient pas encore été convenablement observées et décrites, soit que les épidémies dépendent de causes qui échappent à notre examen. C'est là, comme on le voit, un des points les plus obscurs de l'étiologie.

ENDÉMIE. — Sous le nom d'endémie ou maladies endémiques, on comprend cette variété pathologique qui se développe en vertu des causes agissant continuellement ou périodiquement dans certains lieux.

Les causes principales de ces maladies endémiques tiennent, les unes à la nature ou à la disposition du sol, à la constitution atmosphérique, aux miasmes ; les autres à l'alimentation, aux mœurs et coutumes, et aux institutions sociales et politiques des peuples. En effet, l'usage exclusif d'une alimentation peut faire prédominer dans un pays et y rendre endémiques certaines maladies ; ainsi, l'homme qui se nourrit de laitage n'a pas la constitution de celui dont la seule nourriture est la viande, et chacun d'eux est sujet à des maladies particulières et différentes ; chez le premier ce sont des hydropisies, des engorgements lymphatiques, etc., tandis que chez le second ce sont les plegmagies qui prédominent. Le changement d'alimentation, ou l'introduction chez un peuple d'un aliment nouveau, pourra faire **naître** dans le pays de nouvelles maladies, et quelquefois même en faire disparaître d'autres. Les habitants des ports de mer, quelques peuplades qui vivent exclusivement de la pêche sont fréquemment aussi exposés à certaines affections cutanées. Les maladies endémiques, telles que les dartres, les scrofules, le scorbut, et les hydropisies de certaines contrées trouvent leurs causes dans la situation même de ces pays; ainsi, les gorges des montagnes où l'air est à peine renouvelé, prédisposent puissamment les habitants à ces affections.

Faut-il y ajouter une alimentation invariablement composée de nourriture végétale, des légumes étiolés ou d'un laitage fermenté dépourvu de la partie butyreuse, enfin la misère la plus complète, pour expliquer la source de ces endémies. Les maladies endémiques que l'on rencontre dans les différents pays sont, en France, les affections cutanées, les dartres, la gale, l'ichthyose; les maladies du système abdominal s'observent surtout dans l'ouest de la France; les rhumatismes, les fièvres d'accès sont fréquentes au nord, surtout dans les départements de la Somme, du Pas-de-Calais et de la Flandre.

Les fièvres d'accès compliquées d'hypertrophie du foie et de la rate dans le département de la Moselle. Les affections de poitrine, les rhumatismes, les fièvres miliaires et les hydropisies à Strasbourg. En Hollande et en Angleterre, le scorbut, les scrofules, les hydropisies, les engorgements viscéraux, le rhumatisme, la goutte, les catarrhes, les fièvres intermittentes, le diabète, les affections calculeuses de la vessie et des reins, le spleen, le cancer des ramoneurs, etc. En Allemagne, les principales maladies endémiques sont les affections des organes respiratoires, les dysenteries, le scorbut, en certaines contrées de l'Autriche et de la Prusse; l'épilepsie en Souabe, les fièvres intermittentes dans les localités marécageuses de la Hongrie; la plique endémique en Pologne et en Lithuanie. Il règne sur les bords de l'Adriatique uue maladie qui est connue sous le nom de *ficence*. Dans les Etats Vénitiens, à Milan, la pellagre, dont on attribue la cause, chez les paysans, à la nourriture de végétaux, comme le seigle et le blé de Turquie. Nous ne savons pas jusqu'à quel point ce blé peut produire la pellagre, ayant fait à cet égard quelques recherches à Constantinople et dans quelques autres points de l'empire ottoman. Nous ne croyons pas que le blé de Turquie, du moins tel que nous le connaissons, en Orient, puisse seul développer la pellagre [1]; dans les Etats-Romains, les fièvres intermitentes les plus graves et les affections pulmonaires. A Naples, les convulsions, et la tarentisme dans la Pouille.

En Espagne une espèce d'affection de la bouche, avec des ulcérations de mauvaise nature connues sous le nom de *fégarite* ou de *fégar;* les maladies cutanées, les scrofules, le scorbut, la lèpre, les ophthalmies, les hystéries, les délires, etc., sont endémiques dans certaines contrées de l'Espagne. En Asie, la lèpre sévit dans différentes localités où une extrême chaleur s'unit souvent à un air humide et chargé de principes délétères miasmatiques. Aux Indes Orientales, les endémies, des dysenteries aiguës et chroniques très-graves, le choléra, les ophthalmies, les convulsions, le tétanos. En Turquie, les fièvres d'accès, les maladies des intestins, de la rate, du foie, la rougeole, la variole sont endémiques sur certains points de l'empire; les boutons d'Alep, de Candie et de Bagdad y sont également des affections spéciales; on peut en dire autant des ophthalmies, du scorbut, de la lèpre, l'éléphan-

---

1. Voy. *Mémoire sur la Pellagre*, par le docteur Beyran, 1852.

tiasis de l'Égypte. Enfin dans les États-Unis, les fièvres intermittentes, les dysenteries, les affections pulmonaires et surtout la fièvre jaune sur le littoral.

Épidémies. — On appelle épidémies ou maladies épidémiques, la variété pathologique qui dépend de causes passagères se faisant sentir à la fois et d'une manière semblable à un grand nombre d'individus. On a divisé les épidémies en grandes épidémies et en petites épidémies: les premières sont celles qui indépendantes des localités s'étendent et sévissent au loin, quelles que soient les conditions de ces régions; les secondes, liées aux localités, semblent se concentrer dans les lieux où elles ont pris naissance, et c'est pour cette raison qu'on les a aussi appelées épidémies de localité ou épidémies circonscrites. Bien que cette division soit vraie, on ne peut s'empêcher de penser que, si l'influence épidémique est locale, la maladie qu'elle produit doit être seulement accidentelle et que les localités restant invariablement les mêmes, elles se développeraient toujours. Mais, nous venons de le dire, une épidémie, grande ou petite, ne se reproduit habituellement pas, car si cette répétition se manisfestait, la maladie perdrait sa forme épidémique, et serait considérée alors comme une endémie. Il n'en est pas de même pour les grandes épidémies; celles-ci, le plus souvent indépendantes des localités et tout accidentelles dans leur apparition, parcourent les différentes régions de la terre, quelles que soient les conditions de climats et de saisons, de mœurs et d'hygiène: telles ont été les épidémies du choléra, de grippe, et de typhus. Mais ces diverses circonstances, incapables d'arrêter la marche de ces épidémies, peuvent favoriser cependant leur action et aider souvent ses ravages. Les auteurs rapportent l'histoire de certaines épidémies qui ont paru après de grands bouleversements atmosphériques, tels que des trombes, des tremblements de terre, etc. Quoi qu'il en soit, ces événements ne peuvent avoir qu'une influence secondaire sur l'épidémie ; d'ailleurs, ils ne sont applicables qu'aux petites épidémies, les grandes ne semblent pas pas se modifier sous leur influence. Sous le rapport de la température, Pringle et Hoffman ont considéré la chaleur excessive de l'atmosphère, comme une des causes les plus fréquentes des épidémies. Sans accorder une grande part à la température dans l'apparition de ces maladies, l'influence de la chaleur et du froid sur telle ou telle épidémie n'est cependant pas tout à fait nulle. M. Andral, dans un relevé qu'il a fait sur quelques épidémies de l'Europe, a trouvé que sur 56 épidémies de catarrhes, 22 avaient eu lieu en hiver, 13 au primptemps, 11 en automne et 1 en été ; mais comme nous le disions tout à l'heure, ce sont là de petites épidémies.

Pour ce qui concerne l'électricité et les vents sur l'apparition des épidémies, leurs études n'ont encore donné aucun résultat positif. Quant aux altérations de l'air dans leurs rapports avec les épidémies, elles semblent agir plus directement sur la production des épidémies. Ces altérations de l'air sont produites par les miasmes, les émanations putrides, l'encombrement. La peste, par exemple, a dû souvent tirer son origine de la putréfaction des sauterelles qui couvraient la terre d'Égypte. On ne peut nier l'influence des altérations de l'air sur l'apparition des épidémies ; cependant il est de ces cas où l'observation ne donne pas les mêmes résultats ; ainsi il existe dans les grandes villes des quartiers où certains genres d'industrie utilisent les débris des animaux, comme les fabriques de cordes à boyaux, d'ammoniaque, etc., qui infectent toute l'atmosphère environnante, jusqu'à des distances plus ou moins grandes, et néanmoins ces quartiers ne présentent pas plus de maladies que les quartiers sains. Mais alors ces sources d'émanations putrides, doivent leur innocuité à l'avantage de leur position topographique, à la direction des vents qui les balayent et les dispersent. Certaines substances alimentaires, telles que le seigle ergoté, le blé altéré, ont été considérées comme causes des maladies épidémiques, mais alors c'est plutôt un empoisonnement qu'une épidémie véritable. On a encore cité, parmi ces causes, la diminution ou l'insuffisance des aliments, c'est-à-dire les disettes, l'absence d'aliments ou le mélange des matières non réparatrices, telles que les écorces d'arbre, comme pouvant favoriser l'hydropisie épidémique. De même que l'abus des liqueurs alcooliques a été considéré comme favorable au développement des épidémies.

Les maladies épidémiques que l'on a observées, sont, ou des maladies à l'état sporadique et endémique qui existaient déjà, comme les affections catarrhales, par exemple; ou bien elles n'offraient nulle part leur analogie: telle fut l'apparition à Paris (1828) d'une nouvelle espèce d'affection convulsive appelée acrodynie; ou bien, enfin, elles étaient endémiques ou sporadiques dans une contrée, et elles ne régnaient dans d'autres que sous la forme épidémique. Citons pour exemple la peste d'Égypte qui y est endémique, tandis qu'elle est épidémique ailleurs; le choléra, endémique aux Indes Orientales, se montre en Europe avec tous les caractères de l'épidémie.

Les épidémies présentent ordinairement trois périodes importantes, savoir : la période d'accroissement ou recrudescence, la période d'état, et la période de décroissement; pendant les deux premières, la maladie est, en général, plus grave et plus meurtrière. La manifestation d'une épidémie rend moins fréquentes les maladies sporadiques, et celles que l'on observe pendant toute la durée de l'épidémie, présentent quelques-uns des caractères de la maladie épidémique. L'apparition d'une épidémie suffit quelquefois pour faire disparaître une autre épidémie qui sévissait précédemment. Cependant, il est de ces cas où les deux épidémies ont régné simultanément. M. Villeneuve a consigné des observations analogues dans son rapport à l'Académie de médecine : pendant les épidémies de 1771 à 1830, il y avait plusieurs exemples de l'existence simultanée de deux maladies épidémiques, telles que la fièvre bilieuse avec la dysenterie; la rougeole avec le catarrhe pulmonaire, avec la coqueluche; la dysenterie avec un grand nombre d'autres affections.

Contagion. — On a appelé contagion la transmission d'une maladie d'un individu à un autre. Mais cette définition étant très-restreinte, nous croyons devoir entendre par ce mot : la transmission d'une maladie dans laquelle le corps de l'individu qui en est atteint, produit un principe susceptible de communiquer la même maladie à un individu sain, quelles que puissent être d'ailleurs la manière de cette transmission, les conditions qui la rendent plus ou moins facile, et l'origine primitive du principe contagieux.

D'après cette définition, il semblerait facile de déterminer les cas des maladies transmises par contagion partout où elle existe; il n'en est malheureusement pas ainsi. Une foule de circonstances étrangères aux maladies elles-mêmes peuvent augmenter ou diminuer, masquer ou stimuler la propriété contagieuse. De sorte que, quand on croyait à une contagion évidente dans un cas, on n'en trouvait aucune trace dans d'autres, bien que ces cas soient semblables; d'où la divergence dans les opinions de médecins sur la transmissibilité par contagion de telle ou telle maladie. Parmi ces circonstances nous pouvons citer l'aptitude, la prédisposition et l'immunité qui ont une influence très-marquée sur cette transmissibilité. Il est certain que toutes les maladies ne sont pas contagieuses, que ce caractère n'appartient qu'à quelques-unes d'entre elles et que certaines maladies n'acquièrent la propriété contagieuse que d'une manière accidentelle dans des conditions particulières souvent insaisissables. La dysenterie, par exemple, peut exister sporadiquement et sans qu'elle soit contagieuse, mais sous une influence tout à fait accidentelle, elle peut revêtir le caractère contagieux; on peut encore citer la variole, la rougeole, la scarlatine, qui peuvent également acquérir ce caractère. Mais, nous le répétons, la part de l'individualité est une condition nécessaire à l'accomplissement de la contagion. Il faut se rappeler ici ce que nous avons dit relativement à l'influence épidémique pour s'expliquer comment les maladies deviennent plus facilement contagieuses quand elles règnent épidémiquement; la force de l'élément morbide devient alors plus puissante que l'action individuelle, l'immunité s'affaiblit et s'efface de plus en plus, l'aptitude se modifie, devient plus commune, plus générale et le nombre des individus soumis impunément à l'action de la maladie diminue d'une manière remarquable. Il est des maladies contagieuses qui semblent être indépendantes de l'influence épidémique et sur lesquelles l'état atmosphérique ne paraît pas agir d'une manière sensible, la syphilis est dans ce cas; d'ailleurs le virus syphilitique ne paraît pas non plus soumis à l'influence individuelle, et la prétendue inaptitude à contracter la syphilis lorsqu'un individu se trouve déjà artificiellement inoculé de ce virus (syphilisation) est une nouvelle théorie qui n'est fondée sur aucune preuve sérieuse.

Avant d'aller plus loin, disons un mot sur le principe,
élément ou le virus contagieux ; ce principe, bien qu'in-
saisissable, est ordinairement enveloppé dans une sub-
stance visible, comme le mucus, le pus liquide ou
desséché, la sérosité, la matière de la transpiration
cutanée elle-même ; ces substances n'ayant point par
elles-mêmes la propriété contagieuse, on pense qu'elles
ne l'acquièrent que par leur mélange avec ce principe in-
saisissable qui est l'agent de la contagion. Il peut se faire,
cependant, que le pus et le mucus acquièrent eux-mêmes la propriété contagieuse à la suite d'un changement
survenu dans leur propre nature. Telles sont les données
de la science à cet égard. Ce qu'il importe de savoir c'est
surtout les effets que ces principes contagieux produisent
sur l'économie animale. Une fois introduits dans l'organisme, leurs principales propriétés consistent à déterminer, au moyen d'une série de phénomènes morbides, la
reproduction de principes semblables à eux-mêmes, et le
développement d'effets toujours identiques, en même
temps qu'ils ont pour résultat de se multiplier à l'infini,
en vertu même de leur dévelopement secondaire.

Toutefois il ne serait pas impossible que certains virus
puissent, dans leurs reproductions successives, se modifier,
perdre même leur énergie, lorsque ces reproductions ont
lieu surtout dans des conditions différentes de celles où
ils se sont d'abord développés.

La syphilis et la peste semblent se transformer d'après
ces conditions de transmission. Rappelons aussi qu'il est un
certain nombre de principes contagieux qui n'agissent pas
sur les téguments, tant qu'ils sont pourvus de leur épiderme ; tels sont le virus vaccin, et le virus syphilitique.
Il faut bien remarquer que nous ne disons pas que le virus
syphilitique, le pus d'un chancre, par exemple, ne puisse

pénétrer dans l'économie lorsqu'il est mis en contact avec les mémbranes muqueuses, car nous serions en opposition avec nos propres observations [1]. On a admis une contagion médiate et une contagion immédiate ; la première consiste en une transmission directe des principes contagieux de l'individu qui l'engendre à celui qui le reçoit ; la seconde a lieu au moyen des individus ou des objets qui ont été en contact avec le malade.

Mais dans tous les cas l'agent contagieux paraît avoir d'autant plus de puissance qu'il est plus nouveau ; il s'affaiblit au contraire avec le temps ; le pus variolique perd une partie de son énergie ou bout d'un an, et il cesse même d'être contagieux au bout de deux ans et demi. La contagion immédiate peut avoir lieu dans les circonstances suivantes : le séjour d'une personne saine dans la chambre d'un malade, lorsque l'air y est chargé du principe contagieux, circonstance qui paraît avoir favorisé la transmission du typhus, le contact sur une partie privée de son épiderme, le dépôt d'un virus sur une membrane muqueuse ; comme la transmission du virus syphilitique, vaccin et rabique. La contagion immédiate peut également avoir lieu par les dépouilles des animaux morts d'une maladie contagieuse: c'est ainsi que la pustule maligne est transmise aux individus qui par leur métier apprêtent les peaux, ou qui manient des laines provenant de ces animaux ; il est vrai de dire que ce mode de transmission constitue une forme de contagion intermédiaire entre la contagion immédiate et la contagion médiate. Enfin la contagion médiate a lieu de plusieurs manières, et d'abord au moyen des personnes, des objets, des vêtements qui ont été en contact

---

1. *De l'action du pus chancreux sur les membranes muqueuses*, 1850, par le docteur Beyran.

avec un individu atteint d'une maladie contagieuse. On a observé que les étoffes de laine, de soie, de coton, de chanvre étaient des matières qui recevaient le plus facilement la contagion. On avait remarqué encore que ces matières pouvaient conserver pendant très-longtemps les principes contagieux, surtout lorsqu'elles étaient à l'abri de l'air atmosphérique.

Nous devons noter aussi que les personnes en rapport avec les malades peuvent en transmettre la contagion aux autres, sans en être elles-mêmes attaquées; les mouches, tous les insectes enfin qui se posent tour à tour sur les malades et sur les individus non malades, peuvent quelquefois transporter les principes contagieux des malades aux individus sains.

La peste de Marseille; la peste de Céphalonie, en 1816, et les épidémies d'Espagne ont été attribuées au contact des objets et matières infectés, qui ont transmis dans les différentes contrées les principes contagieux. Tout ce que nous venons de dire sur le typhus et les maladies contagieuses, se rapporte également à la fièvre jaune. Cette fièvre endémique aux Antilles, s'est aussi montrée en Occident: cette affection a-t-elle été importée de l'Amérique, et, si cela est, s'est-elle alors propagée par contagion? ou s'est-elle développée en vertu d'une infection locale qui se serait répétée sur les points où la maladie s'est montrée? ou bien enfin s'est-elle démontrée sous l'influence des causes locales, mais avec un caractère contagieux? Ce sont là des questions d'une haute importance au point de vue étiologique, questions que la science n'est pas encore arrivée à résoudre d'une manière satisfaisante.

Ainsi, quelques auteurs ont substitué à la fièvre jaune, qui s'est déclarée en Occident, le nom de *typhus amaril*, et ce changement de nom implique un changement dans l'opinion que les auteurs avaient sur le point de départ de cette maladie, qui n'est plus alors le résultat de l'importation, mais bien l'effet des causes locales. Quand on examine tous les faits observés, depuis plus de quarante ans, on est porté à admettre que si le typhus amaril jouit de la propriété contagieuse, c'est dans un foyer d'infection bien circonscrit, et tellement énergique par lui-même, qu'abstraction faite de sa puissance d'action, la part de la contagion devient sinon absolument nulle, au moins assez faible et même impossible à déterminer d'une manière précise.

Une autre variété d'affections pestilentielles est celle qui est connue sous le nom de typhus des prisons, des hôpitaux ou des camps. Les médecins attachés aux armées alliées, durant la dernière guerre en Crimée, en ont observé de nombreux exemples. Ne pouvant pas nous étendre ici sur ce que nous savons nous-mêmes, relativement au typhus d'Orient, nous nous bornerons à faire remarquer que les véritables causes productrices de cette affection sont aujourd'hui bien étudiées et bien connues. Le typhus ne se montre jamais sans un concours de causes actives, faciles à apprécier; les grands rassemblements d'hommes sains ou malades, dans un espace relativement trop étroit ou insuffisant, comme dans les camps, les hôpitaux, les prisons et sur les vaisseaux. La propagation du typhus a lieu par la contagion médiate ou immédiate, qui est favorisée elle-même par l'encombrement, le contact répété, les fatigues et les privations de toute sorte, la famine, la crainte et enfin le découragement. Les miasmes ne paraissent pas jouer un rôle bien déterminé dans le développement de cette affection; mais le défaut d'espace, d'air et de lumière, suffit à lui seul pour engendrer le typhus, même chez les individus isolés.

ARTICLE III.

CERTAINES SITUATIONS DU CORPS CONSIDÉRÉES COMME CAUSES DES MALADIES.

SITUATION BASSE, DÉCLIVITÉ, — Les maladies qui se développent sous l'influence de cette situation sont : congestions sanguines, hémorrhagies plus ou moins graves, dilations variqueuses aux jambes et au scrotum, névralgies, céphalalgies, infiltrations séreuses, congestions sanguines ; inflammations aiguës graves, comme le panaris, le phlegmon diffus ; inflamations chroniques, fongueuses, ulcéreuses, etc. En vertu de la pesenteur, les fluides qui circulent dans l'économie animale sont ralentis, arrêtés et accumulés dans les parties inférieures du corps ; ainsi les membres, les pieds et les mains s'engorgent et se gonflent lorsqu'ils sont soumis à un repos long et absolu. Dans les engorgements chroniques ; dans les polypes et les tumeurs cancéreuses de l'utérus, dans les ulcères des jambes, l'attitude debout et la marche en plaçant ces parties dans la situation basse et déclive, y déterminent de fréquentes hémorrhagies qui peuvent mettre en danger la vie du malade. Le développement des varices et du varicocèle chez les écuyers reconnaît également le concours de la même cause, *l'hypostase*. Chaque veine résiste proportionellement d'autant à la pesanteur du sang qu'elle est plus petite, parce que ses parois sont proportionellement d'autant plus considérables et plus épaisses que sa cavité est plus étroite ; les veines des pieds, par exemple, étant plus nombreuses que celles des jambes, le poids des colonnes sanguines de la jambe y est soutenu par un plus grand nombre de vaisseaux, de sorte que la résistance qu'elles déploient est très-disséminée.

Ces considérations anatomiques expliquent assez pourquoi les veines des pieds, qui occupent une position plus basse et plus inférieure que tout le reste du corps, ne se dilatent pas au même degré que les veines des jambes. On peut vérifier d'ailleurs ces faits dus à l'influence de la pesanteur sur le développement des varices, en plaçant les membres affectés de la dilatation variqueuse dans une situation élevée; on voit alors les varices diminuer d'abord de volume, puis disparaître de manière à simuler une guérison tant que le membre est dans l'ascension.

L'inclinaison de la tête, pendant un temps assez long, peut déterminer une céphalalgie quelquefois assez intense. Nous trouvons encore ici l'influence de l'engorgement sanguin qui se fait vers la tête en vertu de la loi de la pesanteur.

La déclivité joue un rôle également important dans la production des ecchymoses ou taches violacées qui se montrent à la peau à la suite d'une lésion des capillaires : le sang s'échappe de ces vaisseaux, se répand dans le tissu cellulaire sous-cutané et donne lieu à des ecchymoses. Si cet épanchement sanguin se fait dans un endroit élevé, le sang peut alors se répandre dans les parties déclives par imbibition, et s'étendre ainsi au loin, suivant la laxité du tissu cellulaire; l'ecchymose se montre partout où le sang s'arrête. On peut citer, comme exemple, les contusions de la tête, où le sang se répand jusqu'aux paupières, derrière les oreilles, le cou, et jusqu'à l'endroit où le sang se trouve arrété. Dans les contusions du devant de la poitrine les taches violacées se montrent sur les côtes et en arrière, si le malade est couché sur le dos; dans les contusions des épaules et du haut des bras, les ecchymoses s'étendent jusqu'au coude; dans les contusions du coude et du pli de l'avant-bras jusqu'au poignet, dans celles des hanches, et de la cuisse, jusqu'au jenou ; enfin dans les contusions des genoux et de la jambe, les ecchymoses se montrent jusqu'au coude-pied et même au pied. Ajoutons aussi que, dans la contusion du haut du tronc, le sang se répand jusqu'au bassin et aux parties génitales.

Dans les hydropisies, il importe de signaler l'influence de la pesenteur qui prédispose les parties basses des membres inférieurs et même supérieurs à l'œdème : en effet, cette infiltration séreuse augmente d'une manière notable par l'attitude debout; elle diminue, au contraire, par la situation élevée des membres. Ce n'est pas seulement dans les maladies organiques du cœur, de la poitrine, et du ventre, qu'on voit se montrer l'œdème aux membres inférieurs, sous l'influence de la déclivité, on le rencontre encore chez certains convalescents; et chez les individus qui sont restés couchés horizontalement pendant quarante jours pour une fracture ; d'autres fois l'œdème peut se développer au bout d'un temps moins long.

Il nous reste à voir les effets de la situation basse, relativement aux inflammations. Parlons d'abord des inflammations chroniques; la cause la plus commune des ulcères à la jambe est un coup qui détermine une contusion suivie d'ulcération et de suppuration ; mais cette cause traumatique serait insuffisante pour produire à elle seule un ulcère, et le malade serait bientôt guéri des suites de ce coup, si on le tenait couché étendu sur son lit, ayant surtout la jambe malade élevée. C'est presque toujours par l'influence de la situation déclive de ce membre, que l'engorgement de sang a lieu, et la lésion devenue ainsi un ulcère, l'inflammation ulcéreuse est alors chronique. Quant aux inflammations aiguës elles sont graves; la situation basse d'une partie agit d'une manière tellement fâcheuse, que des lésions physiques, telles que les contusions, les écorchures, les piqûres d'épingles, d'aiguilles, de lancette au bras, aux doigts, aux veines des malléoles, se compliquent d'inflammations phlegmoneuses ou érysipélateuses, de lymphite, de phlébite. Enfin toutes les inflammations graves qui affectent si souvent les deux tiers inférieurs des membres thoraciques et abdominaux reconnaissent pour cause la situation déclive qui favorise la suppuration et l'ulcération, lorsqu'ils sont le siége d'une inflammation.

En terminant ce qui concerne l'influence de la situation basse, rappelons ici les expériences des savants sur la pesanteur, elles peuvent servir à l'étiologie des maladies que le cadre de notre travail ne nous permet pas de développer ici. Saucerotte et Didelot disent : En général une partie doit être située de manière que le cours des liquides s'y fasse librement, et comme le sang a plus de peine à circuler par les veines que par les artères, surtout dans la tête et les extrémités inférieures, la première doit être toujours plus élevée que le tronc ; et la partie inférieure de chaque extrémité doit être dans une situation plus haute que la partie supérieure qui lui répond..... Dans l'angine inflammatoire, la tête doit être fort élevée, afin que la circulation par les veines jugulaires et la respiration se fassent plus librement (*Mémoires de l'Académie de chirurgie* 1819, Paris).

La gravité, dit Spallanzani, exerçant une action favorable au cours naturel de sang, augmente sa vitesse.... mais si cette puissance agit dans un sens contraire, la circulation se ralentit, rétrograde ou s'arrête, suivant la force de cette gravité. Bourdon, à son tour, en parlant de la pesanteur, ne manque pas de signaler l'influence du décubitus pour la production des épanchements sanguins, dans le cerveau, des ophthalmies, des engorgements de la membrane nasale, de la pneumonie à la base du poumon, de certaines hémorrhagies et de certaines positions vicieuses de l'utérus, des varices, des hémorrhoïdes. Ajoutons aussi que nous avons observé des sécrétions puriformes au col de l'utérus, des ulcérations souvent fongueuses et sanguinolentes de la peau et des jambes qui se sont développées sous l'influence de la déclivité.

CHAPITRE DEUXIÈME.

***

SYMPTOMES.

Tout acte ou tout changement sensible qui s'opère dans la nature en vertu d'une cause connue ou inconnue constitue un phénomène. Le phénomène appartient à la fois à la santé et à la maladie, tandis que le symptôme appartient exclusivement à la maladie. Cela posé, nous définissons le symptôme : tout acte ou changement sensible survenu dans quelques organes ou dans quelques fonctions, et lié toujours à l'existence d'une maladie. En conséquence, il n'est pas logique de dire symptômes précurseurs et symptômes consécutifs, puisque tout ce qui se présente avant et après la maladie n'est qu'un phénomène et non un symptôme ; autrement dit il n'y a pas de symptôme sans maladie.

Les symptômes sont divisés en *locaux*, lorsqu'ils sont bornés à l'organe qui est le principal siége de la maladie, et en *généraux* ou *communs* lorsqu'ils retentissent sur presque tous les points de l'organisme pour en indiquer le trouble général. On a aussi désigné les symptômes généraux sous le nom de symptômes *sympathiques* ; cependant la dénomination de sympathique ne peut être appliquée qu'aux liens spéciaux existant entre les organes

qui ont une solidarité d'action et un but, comme l'utérus
et le sein.

Il y a encore une différence à établir entre les symptômes
et les *signes*. Le signe est le résultat de l'appréciation de
chacune des circonstances relatives à l'état passé, présent
et futur d'une maladie soumise à notre observation et dans
le but d'en connaître ce qu'il a de caché ; tandis que le symptôme est simplement un fait brut visible à tout le monde :
tout symptôme ne devient signe qu'après une opération
préalable de l'esprit, dont le médecin est seul capable de
juger la valeur. Ajoutons encore que tout signe n'est pas
un symptôme ; ainsi les *signes* commémoratifs qui ressor-
tent des circonstances passées, dans lesquelles le malade
s'est trouvé, ne constituent pas de symptômes.

ÉTUDE DES SYMPTOMES FOURNIS PAR LES DIFFÉRENTES FONCTIONS.

Lorsqu'un médecin aborde un malade dans le but de trouver les symptômes qui doivent le guider, soit pour arriver
à la connaissance de la nature et du siége de la maladie
présente, soit pour juger de sa gravité, ce qui frappe surtout l'attention de l'observateur, sont les changements
survenus dans l'habitude extérieure du corps. En effet,
ce qui donne au médecin une première idée de la maladie
qu'il cherche à saisir, c'est la physionomie, l'attitude du
corps, les mouvements et la voix. C'est par cet examen
qu'on doit toujours commencer, puisque c'est seulement au
moment où le médecin aborde le malade qu'il peut apprécier avec justesse ces changements : car si on néglige cette
condition de première impression, les yeux finissent par
s'accoutumer à ce que la physionomie du malade offre d'in-
solite, et le jugemeut devient presque impossible après

être resté quelque temps auprès du sujet. L'examen des mouvements et de la voix exige les mêmes conditions.

Nous commençerons donc l'examen de la maladie et l'exposition des symptômes, d'abord par les fonctions de relations et ensuite nous passerons successivement aux fonctions assimilatrices et à celles de la génération.

ARTICLE PREMIER.

SYMPTOMES FOURNIS PAR LES FONCTIONS DE RELATION.

HABITUDE EXTÉRIEURE.

Considérée d'une manière générale, l'habitude extérieure comprend le volume du corps, la couleur de la peau et les membranes muqueuses, la fermeté des chairs, les éruptions et les plicatures, les humeurs, les solutions de continuité ; ainsi que la température et l'humidité de la peau, les pulsations des artères superficielles, la distinction des veines, etc.

SECTION PREMIÈRE.

ATTITUDE.

Dans l'état de la santé, l'attitude est libre et aisée pendant la veille. Pendant le sommeil le corps est incliné vers l'un des côtés, généralement vers le côté droit, et les membres sont ordinairement demi-fléchis. Tandis que, dans la maladie, l'attitude est plus ou moins éloignée de ces dispositions.

Dans certaines maladies, l'attitude du corps peut suffire pour les faire reconnaître. Ainsi : on reconnait l'hémiplégie, à la déviation de l'axe des traits, à l'affaiblissement des membres paralysés. Dans le tétanos : l'opisthotonos,

par le rénversement du corps, en arrière, et l'emprosthotonos, en avant. Dans la chorée, à l'irrégularité et la succession continuelle des mouvements involontaires. Dans la
catalepsie, à l'immobilité générale, etc.

L'attitude gardée par le malade dans la station debout
peut révéler l'existence de certaines affections ou de certaines difformités du corps. Ainsi les personnes atteintes
congénitalement de la luxation des articulations coxo-
fémorales, rejettent leurs corps en arrière pour rétablir
l'équilibre de la station.

C'est surtout au lit qu'on apprécie l'attitude dans l'état
de maladie. Quelques malades ne peuvent prendre qu'une
seule attitude pour la conserver, d'autres peuvent avoir des
attitudes très-variées et les conserver pendant quelque
temps: Le décubitus donné à la position gardée au lit
peut devenir un indice de quelque valeur dans certaines
maladies. Ainsi le *décubitus dorsal* ou coucher en su-
pination, où on reste quelquefois constamment sur le dos,
est tantôt l'effet de la faiblesse, comme cela a lieu dans la
fièvre typhoïde, tantôt le résultat de la difficulté et de la
douleur comme on l'observe dans le rhumatisme articulaire
général et dans la péritonite aiguë. Le *décubitus abdominal* ou le coucher sur le ventre, quoique rare, est déterminé par la nature et l'intensité des douleurs qu'on
éprouve dans les coliques vives, comme cela a lieu dans
l'intoxication saturnine, dans le cas de calculs de voies
urinaires ou biliaires, dans certaines crampes d'estomac et
quelquefois enfin par le seul fait du délire.

Il y a des maladies où l'on ne peut se tenir que sur un
seul côté (décubitus latéral), ce qu'on observe, par exemple, lorsqu'il y a un épanchement plus ou moins considérable, dans une des plèvres, où une inflammation du
parenchyme pulmonaire n'envahissant qu'un seul poumon,

ou enfin lorsqu'une douleur aiguë siége dans l'un ou l'autre côté de la poitrine. Disons aussi que le décubitus est souvent dorsal dans les épanchements pleurétiques et les pneumonies limitées à un seul côté de poitrine. Dans quelques maladies de poitrine où la gêne de la respiration est très-intense, comme, par exemple, dans l'anévrysme du cœur, dans l'hydrothorax double, dans les accès de dyspnée de l'asthme, les malades sont obligés de se tenir assis sur un lit, ils sont même forcés quelquefois de se tenir penchés en avant afin d'avoir un appui et de laisser pendre les membres inférieurs.

Cette position est désignée sous le non d'*orthopnée*. L'orthopnée se rencontre encore dans quelques angines des conduits respiratoires ; mais, dans ce cas, le malade assis sur son lit tient la tête renversée en arrière. Dans les inflammations abdominales et au début des exanthèmes fébriles, le malade ne peut conserver la même attitude, il la change à chaque instant, ce phénomène est désigné sous le nom d'*inquies* ou *inquiétude physique*, qui n'est autre que l'agitation.

SECTION II.

VOLUME.

Disons avant tout que le volume du corps varie dans l'état de santé suivant une foule de circonstances telles que : l'âge, le sexe, le tempérament, l'éducation, le genre de vie, la profession. Dans l'état de maladie, le volume du corps subit deux modifications importantes et qui sont l'augmentation ou la diminution de la totalité, d'une ou de plusieurs parties du corps, eu égard à leur état habituel.

Une augmentation du corps due à l'accumulation de la graisse dans le tissu cellulaire ne s'observe que très-rare-

ment dans les maladies : certaines affections locales peuvent cependant donner lieu à cette augmentation, et elle
dépend alors du repos plus ou moins long que les malades ont été obligés de garder. Cependant, l'augmentation
du volume du corps, poussée trop loin, peut-être considérée comme une maladie, qu'on a désignée sous le nom de
polysarcie adipeuse ou *obésité*.

L'obésité s'observe plus fréquemment chez la femme
que chez l'homme, dans l'âge moyen, et principalement
chez les individus oisifs, insouciants et placés dans un certain état d'aisance; et en effet, les obèses ont non-seulement
la respiration et la circulation gênées, mais encore ils
sont peu aptes aux travaux intellectuels. Ils sont en général prédisposés à l'apoplexie, aux maladies du cœur et à la
goutte. On a observé que les gens gros et gras atteignaient
rarement un âge avancé.

L'augmentation plus ou moins notable du volume du
corps est, chez l'homme malade, presque toujours le résultat d'une infiltration de sérosité dans le tissu cellulaire, et
dans les cavités; cette infiltration est connue sous les
noms d'*anasarque* ou de *leucophlegmasie*, quand elle est
générale, et d'œdème lorsque cette infiltraction est partielle. Quand l'épanchement séreux est contenu dans le
péritoine, l'hydropisie porte le nom d'*ascite* et dans les
plèvres celui d'hydrothorax. L'accumulation de la sérosité
dans la tunique vaginale est connue sous le nom d'hydrocèle. Règle générale, l'augmentation du volume du
corps due à l'accumulation de la sérosité coïncide alors
avec l'atrophie dans tous les autres tissus.

Cette augmentation du volume du corps se reconnaît
à la pâleur, à la demi-transparence de la peau et à la pression qu'on y détermine par le doigt. Il est vrai de dire
que cette dépression n'est pas toujours sensible à la vue,

mais on parvient à la distinguer par le toucher ; ainsi en passant plusieurs-fois la pulpe du doigt sur le lieu où la pression a été exercée, on sent un léger enfoncement sur les points infiltrés.

On distingue l'augmentation du corps par infiltration séreuse de l'augmentation due à l'épanchement du sang, parce que, dans ce dernier cas, l'augmentation est peu considérable ; il y a en même temps une injection du tissu vasculaire de la peau. Elle est surtout manifeste au visage, au cou et aux mains, et on l'observe ordinairement au début des fièvres éruptives et de certaines affections inflammatoires.

L'infiltration de l'air dans le tissu cellulaire donne lieu à un gonflement qui porte le nom d'*emphysème*. Cette infiltration de l'air a lieu dans les maladies où la continuité des conduits respiratoires se trouve intéressée comme dans les plaies pénétrantes de la poitrine, où l'air contenu dans le poumon sort par la plaie et s'infiltre dans les lames du tissu cellulaire. L'emphysème qui survient dans les affections gangréneuses semble être le résultat d'une rapide décomposition des parties mortes ou privées de vie, on peut constater alors la présence de cette infiltration, à la sonorité et à la crépitation légère, à la compression sur les parties tuméfiées, à la mollesse et à l'élasticité de la peau qui, tendue, cède sous le doigt et n'en conserve pas l'impression. L'augmentation du volume du ventre est aussi due, dans beaucoup de cas, à l'accumulation de gaz dans les intestins.

Ce gonflement abdominal porte le nom de *tympanite*, qui devient dans les cas de hernies étranglées ou de plaie d'intestin, un phénomène d'une haute gravité. D'autres fois la tympanité est beaucoup moins grave, comme on l'observe dans l'hystérie.

La diminution du volume du corps est, dans les maladies un phénomène presque toujours constant. Il importe cependant de ne pas confondre l'amaigrissement symptomatique avec la maigreur essentielle et habituelle des individus. Cette diminution peut en peu de jours et même en quelques heures être portée à un degré considérable ; phénomène qui a lieu sous l'influence d'un ou deux accès de fièvre pernicieuse, et dans les évacations alvines excessives. Dans la majorité des cas, cette diminution s'opère avec moins de rapidité et constitue alors cet état qui porte le nom d'*amaigrissement* et dont le dernier degré constitue le *marasme*.

Dans les maladies aiguës la diminution du corps est en général très-peu considérable, à moins qu'elles ne durent longtemps ou qu'elles ne soient accompagnées d'évacuations excessives, ou enfin que ces maladies n'aient été combattues par une médication antiphlogistique très-énergique. Tandis que dans les maladies chroniques l'amaigrissement est presque toujours constant, et lorsqu'il parvient à un état considérable, il dénote une altération profonde dans l'économie.

Une *élongation* subite et rapide du corps dans l'âge de l'accroissement, soit dans les maladies aiguës, soit dans les maladies chroniques, a quelque chose de suspect et devient souvent le prélude d'un grand danger.

SECTION III.

CONSISTANCE DES CHAIRS.

La fermeté et la flaccité des chairs méritent d'être prises en considération, attendu qu'elles servent à l'appréciation des forces du malade. La fermeté des chairs est conservée ou même augmentée dans la plupart des maladies aiguës et inflammatoires; et elle diminue comme l'embonpoint dans les maladies chroniques. La flaccité des chairs est surtout remarquable dans les maladies dites adynamiques, La flaccité des chairs avec la conservation d'un état d'embonpoint assez considérable s'observe dans les affections scrofuleuses et cachectiques.

SECTION IV.

COULEUR DE LA PEAU.

Dans l'état de santé, la couleur de la peau offre une foule de variétés selon le sexe, l'âge, le tempérament, le climat et la profession, mais il est un teint propre à la santé que tout le monde reconnaît facilement. Dans quelques affections légères la peau ne change pas de couleur, mais dans la plupart des maladies graves, elle subit une coloration plus ou moins prononcée.

La peau perd sa coloration et devient pâle, sous l'influence des causes débilitantes; les hémorrhagies, les fortes évacuations produisent le même effet. La pâleur, avec demi transparence dé ce tégument, est fréquente dans les affections scrofuleuses, dans l'anémie, la chlorose et dans certains cas d'hydropisie. Il en est de même dans le frisson des fièvres intermittentes. La peau livide jointe à des nuances variées, s'observe dans le scorbut, dans les affections du cœur, et dans quelques cas d'inflammation chronique de la partie inférieure du tube digestif. Il est à remarquer que, dans ces cas, la lividité de la peau n'est pas la même partout, elle est plus prononcée aux doigts, aux lèvres, et particulièrement autour des yeux.

La peau offre un aspect sale, terreux dans les maladies adynamiques, dans les affections gangréneuses, dans la phthisie pulmonaire, et dans la dernière période des dysenteries graves épidémiques; cette teinte est surtout manifeste à la face des individus qui sont infectés de ces maladies.

La peau, surtout à la face, est d'un rouge prononcé dans la scarlatine, et seulement rosé au début des irruptions générales et des fièvres inflammatoires. Dans l'érysipèle, le phlegmon, la peau d'un rouge foncé aux parties affectées. Dans la roséole, l'urticaire et la rougeole, la coloration rouge de la peau se présente sous forme de taches arrondies. Dans les hémorrhagies sous-cutanées, dans le scorbut, ces taches rouges finissent par prendre une coloration livide et se comporter comme dans les cas d'ecchymoses. Il en est de même dans la fièvre typhoïde à forme adynamique où ces taches rouges devenues promptement livides qui occupent le sacrum et les membres, annoncent une terminaison fatale et prochaine.

La coloration jaunâtre de la peau, connue aussi sous le nom de teinte ictérique, se présente dans quelques cas de maladies bilieuses, et dans les fièvres intermittentes qui ont une durée plus ou moins longue, ou qui ont été récidivés plusieurs fois ; seulement dans ces fièvres la peau est d'un jaune terne et mat.

La peau est d'une teinte jaune paille, ou incrustée de matière terreuse dans les affections cancéreuses, et d'un jaune citron dans l'ictère, et comme verdâtre dans quelques cas très-rares d'anémie et d'hépatite.

La teinte de la peau est bleuâtre, violette, dans le choléra et dans quelques affections organiques du cœur. Cette coloration, désignée sous le nom de cyanose, peut être considérée comme une variété de la teinte livide dont nous venons de parler. Quand la coloration bleuâtre est locale, elle est surtout manifeste à la face, aux paupières et aux lèvres, ainsi qu'aux extrémités supérieures; lorsqu'elle est générale, c'est sur les membranes muqueuses qu'on la remarque principalement. La cyanose, ordinairement congéniale, peut survenir accidentellement après la naissance et à différentes époques de la vie. Elle est attribuée à une conformation vicieuse du cœur, qui laisserait passer le sang des cavités droites dans les cavités gauches de cette organe sans traverser les poumons (Morgagni, Sénac, Corvisart, Bouillaud). Cependant, on sait que la cyanose est, en général, indépendante de toute lésion de cette nature, et on ne peut admettre, même dans le cas où le trou botal persisterait, que la cyanose soit l'effet du mélange des deux sangs, attendu qu'on l'a vu manquer d'avoir lieu dans le cas où le cœur étant uniloculaire, les artères pulmonaires et aorte avaient une origine commune (Ferrus, Louis, Chomel); disons encore qu'on a observé la cyanose non-seulement sans communication anormale des cavités du cœur, mais même sans altération organique de ce viscère. D'accord avec ces derniers médecins, nous considérons la cyanose comme une maladie à part, comme un symptôme commun à diverses affections et comme enfin pouvant dépendre de causes variées.

Ainsi, la cyanose semble résulter d'une stagnation du sang dans les vaisseaux capillaires, stagnation déterminée par un obstacle survenu dans la circulation du sang au travers des poumons et du cœur, comme on l'observe généralement dans les affections organiques de cet organe, et particulièrement dans les rétrécissements des orifices cardiaques; ainsi que dans certaines formes de dilatation des vésicules pulmonaires, dans la bronchite capillaire et dans quelques cas de rachitis. Dans ces affections, la cyanose est le plus ordinairement partielle, et elle occupe, en général, le visage, surtout les lèvres, les joues, les mains, la pulpe des doigts, le pourtour des ongles, les organes génitaux (chez l'homme). Sur toutes ces différentes parties du corps, la cyanose est plus prononcée lorsqu'elle devient générale (Ferrus, Louis).

Dans la dyspnée des asthmatiques, on voit parfois survenir une cyanose qui, comme l'accès de suffocation, n'est que temporaire, et elle ne dépend que de la gêne de la circulation pulmonaire et de la difficulté de l'hématose. Dans l'emphysème pulmonaire on observe aussi quelquefois une coloration analogue à la surface de la peau, coloration qui augmente pendant la durée des paroxysmes. Dans ces affections encore, malgré la cyanose, il n'y a ni communication entre les cavités du cœur, ni mélange de deux sangs artériels.

La cyanose devient quelquefois et sans causes connues, d'une couleur aussi noire que celle du nègre, chez certains individus primitivement blancs ; c'est ainsi que MM. Chomel et Rostan ont rapporté de ces cas fort curieux.

Une autre espèce de cyanose est celle qui a été rapportée par Billard, dans laquelle la coloration noire de la peau (plutôt bleue) dépendrait d'une matière colorante que sécrétait la peau.

Le sujet de cette observation était une jeune fille, dont le visage, le cou et la poitrine offraient une teinte bleue. N'ayant trouvé chez elle aucun autre dérangement dans les fonctions de l'appareil central de la circulation, qu'une simple suppression des menstrues, Billard a rapporté ce phénomène à une altération particulière dans la sécrétion de la peau, sécrétion qu'il analysa et modifia par des alcalis, et arriva même à faire disparaître cette singulière coloration sous l'influence de cette indication (*Arch. de méd.* t. XXVI, Billard d'Angers).

Une autre coloration est celle que la peau présente chez les gens soumis à l'usage interne du nitrate d'argent. La peau devient au bout de quelque temps d'une teinte bronzée ou ardoisée qui est indélébile. Des autopsies faites après la mort de ces individus ont permis de constater que cette coloration envahissait même les organes internes.

La peau présente encore une teinte rouge foncée, bleuâtre et jaunâtre, qui porte le nom d'ecchymoses, et qui ne dépendent que d'une extravasation de sang, souvent déterminée par des causes traumatiques, telles que contusions, pressions, étranglement, etc. D'autres fois ces ecchymoses reconnaissent pour cause une disposition interne, comme on les observe dans le morbus maculosus et le scorbut. Et on voit enfin, dans le cours des maladies aiguës, apparaître sur la peau, principalement sur celles des parties les plus déclinées du corps, des taches brunâtres ou tout à fait noires, qui dénotent, en général, une terminaison fâcheuse. Il importe de distinguer ces taches des ecchymoses, attendu qu'elles sont dues à la stagnation du sang, et disparaissent momentanément sous la pression des doigts; tandis que les ecchymoses sont, comme nous venons de le dire, le résultat de l'extravasation. On doit noter encore ces excoriations et ces escarres qui se forment sur les diverses parties de la peau et surtout dans les points qui supportent le poids du corps, le malade étant couché, comme le sacrum et les trochantères. Ces lésions ont une haute importance dans certaines maladies aiguës et particulièrement dans la fièvre typhoïde, car par leur apparition, outre qu'elles éclaircissent ou confirment le diagnostic, elles sont encore d'un sinistre présage.

ARTICLE III.

ASPECT DE LA PEAU.

Sous cette dénomination nous comprendrons les éruptions, les plicatures. les tumeurs, les excoriations, les gerçures, etc., qui se produisent à la surface de la peau et qui sont appréciables par le toucher.

Dans l'état de maladie la peau perd cette souplesse et cette douceur appartenant à la santé. Ce tégument devient sec, rude dans les maladies aiguës comme dans les maladies chroniques. Dans la convalescence et dans quelques cas des fièvres éruptives, telles que scarlatine, variole, la peau devient d'une sécheresse et d'une dureté très-prononcées. Ainsi, après la scarlatine, elle devient à la fois sèche, luisante comme la baudruche ; cet état de la peau, surtout aux mains, permet de reconnaître, même avant la desquamation, l'existence antérieure de la scarlatine. La surface tégumentaire, principalement celle des régions du dos, des mains et de l'avant bras, devient, dans le choléra, comme du parchemin ; la pression entre deux doigts y laisse un pli qui se conserve assez longtemps. La surface palmaine des doigts présente encore, dans cette même affection, des inégalités, offrant une analogie parfaite avec les parties soumises à l'immersion prolongée dans l'eau, comme cela a lieu chez les noyés.

Les éruptions diverses de la peau, les exanthèmes, vésicules, les bulles ou les pustules, les papules, les squames, les tubercules, les macules, etc., appartiennent, pour la plupart, soit à des fièvres éruptives, soit à des affections cutanées, aiguës ou chroniques.

Les exanthèmes sont des taches rouges superficielles se développant avec rapidité, disparaissant sous la pres-

sion et se terminant enfin par la délitescence, par résolution, et par desquamation. Les exanthèmes comprennent:
l'érythème, l'érysipèle, la roséole et l'urticaire.

Les vésicules sont de petits soulèvements de l'épiderme,
formés par le dépôt d'un liquide séreux ordinairement
transparent. Les vésicules se terminent par la résorption
du liquide et la desquamation de l'épiderme, par l'épaississement ou la formation purulente de la sérosité, la
formation des croûtes minces, l'excoriation ou plus souvent encore par l'ulcération de la peau. Les vésicules comprennent l'eczéma, la gale et l'herpès. Les bulles ou phlyctènes sont formées par de petites ampoules sphériques
ou ovoïdes, résultant du soulèvement de l'épiderme par
un liquide séreux ou séro-purulent. Cette phlegmasie
bulleuse de la peau ne diffère des vésicules que par leur
volume plus considérable, comme celui d'un pois, tandis
que les vésicules atteignent à peine la grosseur d'un grain
de millet. Les bulles comprennent le pemphigus et le
rupia. Les pustules, la variole nous en offre un type
assez parfait, sont de petites élevures ou petites tumeurs
remplies de pus, circonscrites, entourées d'une auréole en-
flammée se desséchant, se couvrant de croûtes, ou s'in-
durant et laissant à leur suite des taches et des cicatrices.
Ce groupe de phlegmasie cutanée comprend l'impétigo,
l'ecthyma et l'acné. Les papules sont formées de petites
élevures sèches, solides, ne renfermant aucun liquide,
compactes et non transparentes, mais susceptibles de
s'ulcérer. Les papules comprennent le prurigo et le lichen.
Les squames ont pour caractère la formation d'écailles
furfuracées ou de petites lames d'épiderme, le plus souvent épaisses, sèches, blanchâtres, friables, qui surmon-
tent des petites élevures comme papuleuses. Les inflammations squameuses se composent de deux genres : pity-

riasis, lèpre et ichthyose. Les tubercules sont de petites tumeurs circonscrites, dures solides et permanentes, à marche très-lente et ayant une grande tendance à l'ulcération. Les tubercules se montrent comme lésion symptomatique et spéciale, dans quelques cas de maladies constitutionnelles, comme la scrofule (lupus) et dans certaines diathèses telles que cancer (chéloïde), et constituent en outre la maladie particulière connue sous le nom d'éléphantiasis. Enfin les macules sont caractérisées par la coloration ou la décolorisation permanente de quelques parties ou de la totalité de la peau, sans phénomène ou trouble général de l'organisme.

Quant aux autres phénomènes appartenant à l'habitude extérieure, comme les tumeurs, les gerçures, les excoriations, les plaies, les ulcères, les fistules, les fissures, ils peuvent occuper indifféremment toute la surface tégumentaire, et sont facilement appréciables à l'examen du malade.

ARTICLE III.

TEMPÉRATURE DU CORPS.

Les variations survenues dans la température du corps méritent de faire partie des phénomènes morbides appartenant à l'habitude extérieure.

Dans l'état de santé, l'homme, comme tous les animaux vivants, montre une aptitude à conserver une température indépendante de celle du milieu dans lequel il se trouve placé ; cette température est évaluée à 37.° centigrades (29°, 20 Réaumur, 97°, 7 Fahrenheit).

L'âge exerce une influence notable sur la production de la chaleur animale ; elle est moins grande chez les enfants nouveaux-nés, que chez l'adulte. La température des

vieillards est également moins élevée que celle des adultes.
Elle est estimée de 35 à 36 dégrés chez les sexagénaires,
et de 34 à 35 chez les octogénaires. La nature et la quantité des aliments ont aussi une influence sur la température animale. Pendant le sommeil, il y a abaissement de
chaleur; d'après Hunter cet abaissement est de 1°, 5.

Ce qu'il importe surtout de noter ici comme éléments de
pathologie, c'est l'influence que les maladies exercent sur
la température animale. On voit quelquefois survenir chez
l'homme malade un froid si intense que rien ne peut le
réchauffer ; d'autres fois c'est une chaleur si brûlante que
les boissons les plus froides ne peuvent tempérer. Enfin,
il est des personnes qui sont bien plus sensibles au froid
ou à la chaleur extérieure qu'elles ne l'étaient avant leur
maladie. Les variations morbides de la température sont
appréciables par la sensation du malade, par le toucher
du médecin, et enfin à l'aide du thermomètre. Mais on
ne doit pas s'en rapporter aux malades, dont l'impression
n'est pas toujours en rapport avec la température réelle du
corps ; le médecin seul est apte à mesurer ces variations,
soit par l'application de la main, soit par le thermomètre.

Pour bien juger de la chaleur morbide, on ne doit avoir
ni trop chaud ni trop froid à la main dont on se sert pour
atteindre cé but : elle doit être appliquée sur les diverses
parties du corps du malade, et principalement celle qui
paraît être le siége de la maladie ou des symptômes pré-
-dominants. Quant au thermomètre, quoiqu'il puisse dans
certaines maladies être utilement employé pour déterminer
assez exactement l'augmentation ou la diminution de la
température des malades, il ne peut pas remplacer la main
exercée du médecin qui est le meilleur instrument pour
bien juger les modifications morbides de la chaleur animale. D'ailleurs, la main fait connaître encore un accrois-

sement considérable de la température là où quelquefois le thermomètre ne s'élève pas au-dessus du degré ordinaire de la température normale.

Nous ne voulons certainement pas nier les services que le thermomètre peut rendre dans quelques cas ; notre intention est de démontrer qu'on ne peut jamais négliger le toucher.

SECTION V.

AUGMENTATION DE LA CHALEUR ANIMALE.

L'élévation de la chaleur offre, chez l'homme malade, divers caractères qu'il importe de noter avec les nuances qu'on observe, depuis la chaleur la plus légère jusqu'à la chaleur la plus brûlante des maladies fébriles.

L'augmentation de la chaleur morbide est générale ou partielle. Lorsqu'elle est générale, elle est répartie dans l'économie, soit d'une manière partout égale, soit, comme cela est le plus ordinaire, plus ou moins élevée dans quelques parties du corps. La chaleur morbide partielle ou bornée à une région quelconque, occupe tantôt l'organe qui est malade, tantôt la région qui en est plus ou moins éloignée ; comme, par exemple, la chaleur morbide se fait sentir à la gorge dans l'angine, à la peau qui recouvre le tissu cellulaire enflammé dans le phlegmon ; au-devant et en haut de la poitrine dans la bronchite, à la paume des mains et à la plante des pieds dans la phthisie, et à la tête dans certaines maladies de l'estomac. Examinée attentivement dans les diverses parties du corps, la chaleur animale est, dans la plupart des maladies, plus élevée à la poitrine et au ventre qu'aux extrémités ; cette différence de température morbide est constante même dans les affections éloignées par leur siége des cavités thoraciques et abdominales. En outre, toute chose égale d'ailleurs, la

peau du ventre est tout aussi chaude que celle de la poitrine, même dans les cas d'affections aiguës des poumons.

Quant à son type, la chaleur est tantôt permanente dans
tout le cours de la maladie, tantôt périodique, comme
dans les fièvres d'accès ; tantôt irrégulière, passagère
comme on l'observe chez les personnes nerveuses, chez
les femmes mal réglées ou à leur âge critique : la chaleur
revient alors par bouffées vers la tête, surtout à la face,
avec accompagnement de rougeur et de sueur. Dans d'autres cas, la chaleur se fait sentir passagèrement, tantôt
dans un point, tantôt dans un autre; cette variété de chaleur qui porte le nom de chaleur nerveuse ou erratique,
s'observe chez les personnes hypocondriatiques et surtout
chez les hystériques. Ajoutons encore que la chaleur, dans
les maladies aiguës, et dans les affections chroniques,
accompagnées de mouvement fébrile, offre de redouble-
ments quotidiens vers le soir.

Relativement à son caractère, la chaleur morbide offre
encore d'autres différences que nous indiquerons ici. Ainsi,
la chaleur est appelée *franche*, lorsqu'elle présente cet
état de moiteur qui ressemble à la chaleur d'une personne
qui vient de se livrer à un exercice tant soi peu vif , *halitueuse* quand la chaleur est également répandue sur tout
le corps et s'accompagne d'une douce moiteur. La chaleur
est dite *sèche*, dans le cas où la peau a perdu son humidité habituelle et sa souplesse ordinaire ; elle porte l'é-
pithète de *âcre* ou *mordicante* lorsque la main appliquée sur la peau éprouve une sensation d'âcreté, sensation qui augmente quelque temps après la cessation du
toucher. La chaleur franche accompagne, en général, la
fièvre à un faible degré ; la chaleur halitueuse, les phlegmasies franches et les fièvres éruptives : elle est en général

d'un bon augure. Les variétés de chaleur, désignées sous le nom de sèche, âcre ou mordicante, se rencontrent ordinairement dans les affections chroniques, avec désorganisation des viscères, dans les consomptions, dans les hydropisies, et généralement accompagnées de fièvre lente ou hectique annoncent une terminaison funeste.

SECTION VI.

DIMINUTION DE LA CHALÉUR OU FROID.

La diminution de la chaleur ou le froid présente des degrés qui portent divers noms : on a désigné sous celui de refroidissement une simple diminution de la chaleur ou sensation du froid, sans secousse ni agitation du corps et d'horripilation, lorsque cette sensation s'accompagne de la constriction des papilles de la peau, état connu sous le nom vulgaire de la chair de poule. Si à cet état se joint un tremblement général involontaire, c'est le frisson. Tous ces divers degrés de froid peuvent être appréciés aussi bien par le malade que par le médecin ; et pour les constater, il ne faut pas, encore ici, s'en rapporter seulement à la sensation des malades. Il arrive encore de sentir la chaleur habituelle à la surface du corps des individus tremblant du froid, comme cela a lieu au début d'un accès de fièvre intermittente. M. Gavarret, dans un fait semblable, ayant voulu s'assurer de la température réelle du corps, a trouvé par le thermomètre qu'il existait une augmentation de 3 à 4 degrés de chaleur animale, pendant que les mêmes malades grelottaient dans le premier stade d'un accès de fièvre intermittente.

La sensation du froid peut être générale ou partielle, permanente ou passagère; régulière, irrégulière ou périodique, extérieure ou intérieure, ou enfin avec ou sans exacerbation.

Sous le rapport de son caractère particulier, il peut être piquant, glacial. Le froid est accompagné d'engourdissement, dans les cas d'interruption de la circulation sanguine, ou du fluide nerveux dans une partie du corps, dans un membre dont l'artère principal ou le nerf se trouve soit lésé, soit fortement comprimé. Le froid est général dans les fièvres intermittentes pernicieuses dites *algides*. Le froid partiel occupe, en général, les extrémités, comme celles des membres, du nez, le dos et les lombes. On l'a vu pourtant siéger dans l'organe malade, comme dans certains cas d'arthrites rhumatismales chroniques.

Dans l'immense majorité des cas, la diminution de la chaleur animale est un phénomène morbide qui survient au début de la maladie ; ainsi le frisson marque le plus ordinairement le commencement des inflammations et des hémorrhagies actives. La durée du frisson est en raison directe avec la gravité de la maladie et l'intensité de la fièvre. Un frisson violent, survenu chez une personne d'une bonne santé habituelle, annonce, surtout en hiver et au printemps, l'invasion d'une pleuro-pneumonie, avant même qu'aucun signe local vienne confirmer l'existence de cette affection, et quelquefois même malgré les troubles du côté du tube digestif et de l'encéphale qui attireraient ailleurs l'attention de l'observateur. Lorsqu'un frisson survient dans le cours d'une phlegmasie des organes parenchymateux, il indique, dans la plupart des cas, le passage à la suppuration de ces organes ; ce phénomène a d'autant plus de valeur que le frisson revient d'une manière périodique. Des frissons de ce type survenu dans le cours d'une pleuro-pneumonie ou d'une hépatite aiguë, doivent faire craindre aussi la formation des foyers purulents dans cet organe, ou la transformation d'un épanchement séreux en un liquide purulent, comme cela s'observe dans la pleurésie. Nous avons vu encore, comme beaucoup de médecins, le frisson annoncer le passage du pus dans le torrent circulatoire, comme cet accident arrive à la suite des grandes et même des petites opérations. La résorption du pus dans la phlébite est le résultat d'une saignée.

Le frisson marque le plus généralement le début des fièvres intermittentes, avons-nous dit, mais il importe de noter aussi que le frisson de ces fièvres est ordinairement accompagné d'un tremblement plus régulier et plus général que celui des inflammations ; et dans le début de la résorption purulente, le frisson est aussi plus marqué à la région, siége de la suppuration, et c'est de là qu'il retentit dans le reste de l'économie.

La diminution croissante de la chaleur, avec fourmillements dans un membre, peut annoncer ou le début d'une myélite ou l'invasion d'une gangrène, surtout si la couleur de la peau devient bleuâtre dans ce dernier cas. Un sentiment de froid dans une partie chaude ou dans une partie froide s'observe encore dans la gangrène sèche d'un membre. La diminution de la chaleur habituelle des extrémités du corps, avec coloration bleuâtre, a lieu dans les affections organiques du cœur qui amènent la gangrène de ces parties par l'insuffisance ou le défaut de la circulation sanguine.

ARTICLE IV.

SUEURS.

Lorsque la perspiration cutanée est médiocrement augmentée, la peau devient sensiblement humide ; cet état constitue la moiteur. Si elle augmente d'une manière con-

sidérable, cet état est connu sous le nom de sueur. Ce phénomène devient chez l'homme malade le symptôme de diverses affections dont nous parlerons ici. Les sueurs sont
générales ou partielles ; dans le premier cas, elles occupent soit également tout le corps, comme cela a lieu vers
la fin des phlegmasies, soit inégalement comme on l'observe dans les maladies dites consomptions, et particulièrement dans la phthisie où les sueurs sont plus abondantes au front, au cou, et à la poitrine. Les sueurs partielles sont en général bornées, soit aux mains, à l'épigastre et au front, soit aux pieds et aux aisselles. Cependant la sueur des mains, des aisselles et surtout des pieds,
n'est pas toujours un phénomène pathologique, attendu
qu'elle est habituelle chez certaines personnes bien portantes d'ailleurs, et chez qui la sueur de ces régions constitue, en quelque sorte, une fonction supplémentaire qu'on
ne pourrait pas supprimer brusquement sans amener des
accidents plus ou moins graves dans l'économie. Nous
avons vu chez une personne ayant depuis 8 ans des sueurs
abondantes aux pieds, éclater une inflammation très-intense de la conjonctive qui n'a cédé qu'au rétablissement
de ces sueurs.

La quantité de sueurs varie depuis la simple moiteur
jusqu'à la transpiration la plus abondante qui traverse les
vêtements, les couvertures et les matelas du lit des malades. Les sueurs abondantes constituent, dans les fièvres
intermittentes et dans la suette miliaire, un des phénomènes pathologiques de haute importance. Variables sous
le rapport de leur durée, passagères, continues ou pério-
diques, elles diffèrent encore relativement à leur densité
et à leur couleur. Ainsi, en général, aqueuses ou comme
huileuses, et douces au toucher, les sueurs deviennent
quelquefois épaisses, visqueuses et même comme pois-

seuses, comme chez les moribonds; ordinairemént inco-
lores, elles peuvent devenir d'une coloration jaune dans
certaines affections hépatiques, et d'une teinte rougeâtre,
appelées sueurs de sang. Quelques auteurs ont encore
rapporté des observations des sueurs noirâtres ou bleuâtres. La température de la sueur, le plus ordinairement
douce, modérément chaude, peut devenir très-élevée,
ou froide. Là sueur froide et visqueuse annonce ordinairement une terminaison fâcheuse prochaine.

Les sueurs peuvent apporter un soulagement chez les
malades ou les affaiblir davantage, contribuer même à
l'épuisement complet du malade, comme les sueurs dites
colliquatives; et leur persistance dans les maladies chroniques présage une terminaison fâcheuse de la maladie.
Elles peuvent aussi être diminuées et mêmes suspendues
dans certaines affections, et alors la peau devient d'une
sécheresse permanente comme on l'observe dans l'hydropisie et le diabète sucré.

Quant à l'odeur de la respiration cutanée, naturellement un peu acide, elle devient quelquefois d'une fé-
tidité particulière; elle a été comparée à l'odeur du lait
aigre et à celui de la moisissure, comme on l'a observé dans
la variole et la rougeole. D'autres fois elle est cadavéreuse:
comme on la remarque dans quelques cas de fièvres adynamiques, où elle a une odeur d'urine. Dans la suette miliaire épidémique, la sueur a une odeur qui ressemble à
celle de la paille pourrie et surtout à celle du chlore.
Dans l'aliénation mentale l'odeur qu'exhale la sueur a un
caractère particulier; elle s'imprègne aux vêtements, au
lit, aux meubles et enfin à l'appartement occupé par l'a-
liéné; elle est durable malgré les soins de propreté.
Dans les fièvres typhoïdes et quelques affections des
centres nerveux, l'exhalation cutanée devient quelquefois

d'une odeur de souris; dans quelques cystites et rétention d'urine, l'odeur de la sueur est acide, urineuse; elle est gazeuse dans les affections rhumatismales. Notons aussi que chez certaines personnes la transpiration cutanée a une odeur spéciale, et dépend tantôt de leur constitution et tempérament, ou de leur genre de vie; tantôt de la nature de leur alimentation; tantôt enfin du milieu dans lequel ces personnes vivent, comme l'odeur d'ail qu'exhale la transpiration des personnes qui s'en nourrissent, et l'odeur d'écurie qu'exhalent les sueurs des palefreniers. Ajoutons enfin que le sexe, l'âge, le climat, sont autant de circonstances qui modifient plus ou moins profondément l'odeur des sueurs. C'est ainsi que les nouveaux-nés exhalent une odeur aigre dans l'état de santé, et une odeur piquante au début de quelques maladies d'enfant. L'odeur naturelle de la transpiration est prononcée chez l'homme à l'âge de la puberté, et chez l'adulte; elle est diminuée dans la vieillesse. Cette odeur est fade et douce chez la femme. L'influence du climat est encore une circonstance qui a une grande importance, à cause des modifications notables qu'elle amène dans l'odeur naturelle de la transpiration. Ainsi, tandis que la race blanche exhale une odeur plus ou moins modérée, nous avons vu la sueur chez les nègres et surtout chez ceux qui sont esclaves en Orient, offrir une odeur *sui generis* des plus remarquables. Et chose curieuse, quelques races blanches asiatiques que nous avons eu l'occasion de visiter comme médecin, exhalaient, même dans l'état de santé, une odeur qui se rapprochait beaucoup de celle des nègres et des négresses, quelque soient d'ailleurs les soins de propreté dont ces esclaves s'entourent.

Nous terminons cet article par l'annotation d'un phénomène particulier, dont sont accompagnées les sueurs abondantes, nous voulons parler de *sudamina* : petites vésicules du volume d'un grain de millet, pleines d'une humeur aqueuse, ténue, non visqueuse, qui se développent à la surface de la peau dans le cours de plusieurs maladies aiguës ou chroniques plus ou moins graves et particulièrement de la fièvre typhoïde, la scarlatine et la rougeole. Les vésicules de sudamina offrent l'aspect de gouttelettes de sueur; elles se manifestent et disparaissent quelques jours après leur développement, d'autres fois au bout de quelques heures.

ARTICLE V.

VOIX. — PAROLE.

C'est à titre de complément à l'habitude extérieure que nous dirons quelques mots ici sur la voix et la parole, qui trouveront encore leur place à côté des fonctions de l'appareil respiratoire.

La voix et la parole subissent des modifications provenant les unes d'un état morbide des conduits respiratoires, les autres dépendant de la diminution des forces. Ajoutons aussi que ces modifications peuvent être le résultat de circonstances qui n'ont aucun rapport avec un état morbide, comme les excès des plaisirs vénériens et de table, les veilles, et surtout les efforts qu'exigent certaines professions pour crier, chanter; dans tous ces cas la voix devient comme enrouée. Cette altération de la voix est encore plus prononcée chez les crieurs de métier, chez les filles publiques, chez les jeunes gens qui se livrent à la masturbation, et chez les ivrognes.

La voix est le son produit dans le larynx au moment où l'air le traverse ; elle est sonore, étendue. La parole c'est la voix articulée ; elle est comme la voix libre et distincte.

Dans l'état de maladie, la voix devient plus faible, et est entièrement abolie. Cette aphonie ou abolition de la voix, qu'on rencontre dans quelques névroses et particulièrement dans l'hystérie, dans quelques affections du larynx, aiguës ou chroniques, simples ou syphilitiques. Quand ce symptôme persiste longtemps dans le cours d'une maladie chronique, il est en général dû à la destruction des cordes vocales par des ulcérations syphilitiques ou tubercules, et dans ce dernier cas l'aphonie coexiste, d'après les recherches de M. Louis, avec une phthisie pulmonaire plus ou moins avancée. Mais c'est surtout dans le croup qu'on observe l'absence ou l'abolition de la voix, qui en constitue un des caractères essentiels et le fait distinguer par conséquent du pseudo-croup où la voix est rauque, enrouée, mais pas complétement éteinte, comme cela a lieu dans le vrai croup. L'aphonie peut encore dépendre d'une affection des centres nerveux ou des nerfs récurrents ou laryngés inférieurs. L'aphonie qui date de plusieurs mois doit faire soupçonner dans quelques circonstances une phthisie pulmonaire : elle devient alors le premier signe qui révèle l'existence de cette grave maladie.

L'intonation de la voix subit encore d'importantes modifications à signaler : ainsi dans un grand nombre de fièvres, de même que dans le délire, la voix est forte, et est en rapport avec l'excitation générale de l'économie. Elle est claire, aiguë dans quelques cas de fièvres malignes, soit durant le délire, soit après, ainsi que dans certaines angines. La voix devient sifflante dans l'angine laryngée, et dans le tétanos. Mais dans la plupart des maladies la voix est plutôt faible que forte. La voix devient encore voilée, nasonnée dans les perforations du voile du palais, l'intonation semble alors arriver du nez. Dans quelques variétés de la mélancolie, dit M. Chomel, la voix comme l'attitude des malades, imite celle de certains animaux : du chien (cynanthropie), et du loup (lycanthropie).

Quant aux modifications que subit la parole dans l'état morbide, nous devons indiquer celles qui se rapportent à quelques altérations qui accompagnent celles de la voix. La parole devient souvent difficile, même pénible dans certaines affections de l'estomac, dans les amygdalites aiguës surtout avec hypertrophie, et dans certaines angines laryngées. Elle devient faible et tremblante dans les affections adynamiques, vacillante ou abolie dans les paralysies de la langue. On a encore décrit comme symptôme, la variété de la parole dite bégaiement ou vice de la parole qui empêche la libre articulation de certaines lettres ou syllabes, comme on l'observe dans quelques cas d'imminence d'apoplexie, dans les affections du cerveau, et surtout dans l'encéphalite, dans la paralysie de la langue et dans certaines fièvres graves. Il est inutile de faire remarquer qu'il s'agit de l'état du malade et non de santé où le bégaiement peut aussi exister. La perte totale de la parole exige la perte de la voix dont elle est une modification; tandis que la voix peut exister sans la parole, comme cela a lieu dans le mutisme.

CHAPITRE TROISIÈME.

EXAMEN DES SYMPTOMES RÉGIONNAIRES.

Article premier.

TÊTE.

Les symptômes principaux fournis par la tête doivent être envisagés au point de vue de son attitude, de son volume, et de sa sensibilité. La tête est inclinée latéralement dans le torticolis, dans l'hémiplégie, dans les luxations des vertèbres cervicales, ainsi que dans quelques engorgements des glandes et du tissu cellulaire du cou. Elle est portée en avant dans certains cas de vice de conformation des vertèbres cervicales, dans l'emprosthotonos ; et fléchie en arrière dans l'opisthotonos, dans la dyspnée, dans le croup.

Relativement à son volume, écartant toute question phrénologique, nous nous bornerons à indiquer ici l'augmentation du crâne par suite d'écartement des soutures osseuses comme on l'observe dans l'hydrocéphale congénitale, et l'engorgement chronique ou le gonflement œdémateux du tissu cellulaire sous-jacent, dans l'érysipèle du cuir chevelu ; dans ce dernier cas il y a aussi exaltation de la sensibilité sous la pression des doigts. Ces deux phénomènes (gonflement œdémateux avec sensibilité sous la pression) sont, dit avec raison M. Chomel, d'autant plus importants à connaître que la rougeur, qui est le signe principal des érysipèles développés sur les autres parties, manque presque totalement dans l'érysipèle du cuir chevelu.

SECTION PREMIÈRE.

FACE.

Dans l'examen des maladies, la face ou facies fournit une infinité de symptômes dont les plus importants sont ceux présentés par la physionomie; celle-ci n'est autre chose qu'une expression particulière à chaque être vivant résultant de l'ensemble des traits de la face.

Dans l'état de santé, la physionomie présente un aspect ouvert, un teint rosé ou fleuri, dont l'expression est en harmonie avec la manière d'être de chaque individu, et en rapport avec les objets environnants. La maladie amène à ces caractères des modifications et des changements plus ou moins marqués, suivant la nature et la durée de l'affection.

Parmi les nombreuses variétés d'altérations que la face présente dans l'état morbide, les plus essentielles se rapportent : 1° à l'expression, 2° à la symétrie, 3° au volume, 4° et à la coloration.

A. *Expression de la face.* — Relativement à l'expression, la face fournit le plus grand nombre des phénomènes morbides communs dont quelques-uns portent des noms particuliers; on a appelé stupeur, la physionomie marquée de stupeur ou caractérisée par l'hébétude des traits et des yeux. Dans cet état le malade paraît étranger à tout ce qui se passe autour de lui et a l'air ni de ne s'occuper de rien, ni de penser à quelque chose. Cet état de physionomie, qui peut être comparé à celui de l'ivresse, est propre aux personnes depuis longtemps épileptiques; à celles qui sont atteintes de la fièvre typhoïde et surtout aux idiots. Là physionomie, sans avoir précisément un caractère de stupeur, peut offrir quelque chose d'égaré et peu en harmonie avec les objets environnants, ce symptôme se trouve dans l'aliénation mentale. Elle présente une tristesse habituelle marquée dans quelques affections des intestins ou du foie, et dans la folie mélancolique. D'autres fois, la face offre une expression de joie, comme le visage souriant qu'ont souvent les idiots sans motif apparent d'un sentiment de joie. Le rire involontaire ou convulsif avec grincement des dents, qui porte le nom de rire sardonique, se rapporte encore aux affections des centres nerveux. On a appelé *face vultueuse* cet état particulier de cette région caractérisé par la turgescence et la coloration de la peau, par la saillie et l'injection et par une sorte d'expansion de tous les traits de la face. On l'observe dans les congestions cérébrales et dans l'hypertrophie du cœur. La *face grippée* au contraire présente des caractères opposés; la figure est manifestement rapetissée par la contraction des traits, le teint pâle ou livide, les traits ramenés vers la ligne médiane. M. Chomel a comparé la face grippée à l'expression de la face chez les individus sains qui ont été exposés à un froid rigoureux. La face grippée est un symptôme qu'on observe dans les affections abdominales aiguës et particulièrement dans la phlegmasie du péritoine. Nous avons eu occasion de la rencontrer encore dans quelques cas d'affections inflammatoires de la vessie (Beyran). Un autre variété de physionomie morbide

est celle qu'on a désignée sous le nom de face hippocratique; elle est ainsi caractérisée : le visage comme plombé,
les traits sont tirés en arrière, le nez devenu pointu, les
yeux enfoncés, les tempes creuses, la peau du front sèche
et tendue, les oreilles froides et retirées en arrière; en
même temps que les lèvres et les yeux sont ternes, les
lèvres pendantes et relâchées complètent l'ensemble de
la face hippocratique et annoncent presque toujours la
mort prochaine du malade.

B. *Symétrie*. — Dans l'état physiologique les deux
côtés de la face présentent un ensemble de mobilité qui
constitue la régularité des mouvements musculaires ou la
symétrie. La maladie apporte à cette régularité naturelle
du visage des modifications et des changements importants; ainsi dans l'hémiplégie faciale complète où la paralysie des nerfs de la septième paire, les traits sont abaissés et immobiles au côté affecté, tandis que, dans le côté
sain, ils ont conservé leur expression naturelle. Ce défaut
de symétrie est encore plus apparent par la contraction
des muscles du côté non paralysé qui, agissant alors sans
antagonistes, écartent les traits de la ligne médiane, de
manière qu'en voyant d'un côté du visage la régularité des
traits et leur contraction de l'autre, on prendrait de
prime abord le côté sain pour le côté paralysé.

Les autres caractères de cette paralysie sont : la déviation de la bouche, l'impossibilité de rapprocher et de
clore les lèvres pour faire gonfler les joues; la commis-
sure est abaissée en même temps qu'elle est rapprochée
de la ligne médiane; la joue du côté malade est pendante,
les paupières ne ferment pas complétement le globe oculaire; il y a aussi abaissement manifeste du sourcil et
affaissement des rides naturelles du front. Si la paralysie
est ancienne, le nez finit aussi par subir la déviation des

traits. Toutes ces difformités de la face que nous venons d'exposer deviennent plus prononcées toutes les fois que le malade rit ou parle.

Bien que les maladies qui ont leur siége dans la tête, la poitrine et le ventre n'impriment pas toujours des caractères uniformes à la physionòmie, il en est plusieurs qui donnent à la face une expression toute particulière, et de manière à indiquer, jusqu'à un certain point, la relation qui peut exister entre l'altération de la physionomie et le siége de la maladie. Ainsi l'apparence du sommeil, les convulsions des muscles de la face, la joie ou la fureur, exprimée par la physionomie, dénotent au cerveau une lésion primitive ou secondaire. Le bruit du sifflement dans le larynx, en même temps que la turgescence du visage, du cou, et des efforts convulsifs du malade pour cracher ou avaler, indiquent l'existence d'une angine; la rougeur des pommettes correspond aux tubercules dans les poumons; la face grippée aux affections abdominales et surtout à la péritonite.

C. *Volume de la face.* Bien que le changement du volume de la face, soit en augmentation, soit en diminution, fût en général celui du volume total du corps, il est des cas où ce changement a lieu seulement à la face; ainsi, dans la fluxion développée par une carie d'une dent, le gonflement du visage n'existe ordinairement que dans un seul côté de la face. Le gonflement est encore partiel dans le cas de polype qui siége dans le sinus maxillaire; il en est parfois ainsi dans le début des exanthèmes fébriles, de congestion cérébrale et de l'épistaxis.

Ajoutons aussi que l'augmentation du volume de la face est quelquefois considérable, comme on l'observe dans l'érysipèle et dans la variole arrivée à la période de suppuration ; dans l'anasarque, elle subit le même gonflement que le reste du corps.

Dans les cas où le changement de volume du corps est général, c'est surtout à la face que l'augmentation ou la diminution sont sensibles et à une époque où elles ne le sont pas encore dans le reste du corps. Dans les affections chroniques de poitrine ainsi que du ventre, et dans la convalescence, la maigreur qu'on observe au visage est extrême.

D. *Coloration de la face.* Dans l'état de santé, la couleur de la face est d'un rose pâle, plus prononcé aux pommettes ; dans l'état de maladie, cette coloration subit les mêmes modifications que celle des autres parties du corps. La face devient d'un rouge vif, dans les maladies inflammatoires, et d'un rouge foncé et livide dans les accès et les paroxysmes de l'hystérie et surtout de l'épilepsie. La coloration occupe les pommettes dans les paroxysmes des fièvres symptomatiques de la plupart des affections chroniques. Une rougeur vive persistante et bornée aux pommettes, en même temps que les autres parties de la face sont pâles et décolorées, annonce ordinairement la présence de tubercules dans les poumons. La couleur de face est franche dans les phlegmasies, luisante dans l'é-rysipèle, et foncée et livide dans la cyanose ; elle est d'une apparence arborisée chez les personnes affectées de maladies organiques du cœur. La face devient d'une couleur jaune dans l'ictère ; cette coloration, marquée surtout à la sclérotique, existe dans cette membrane de l'œil, avant la manifestation et après la disparition de couleur jaune dans les autres parties. La pâleur du visage caractérise la plupart des maladies chroniques, l'anémie, la chlorose et les convalescences, de même qu'elle est la conséquence des hé-morrhagies, des veilles prolongées, des fatigues excessives, des chagrins et des privations de toute sorte; la face est d'un jaune paille dans les affections cancéreuses. Ajoutons en terminant que ces variétés de coloration que nous venons de voir, sont, pour la plupart, en rapport avec la température de la face; aussi la rougeur est-elle ordinairement accompagnée de chaleur et de la pâleur du froid.

SECTION II.

APPAREIL DE LA VISION.

A. *Yeux.* Dans l'état de santé, légèrement saillants, les yeux, caractisés par des mouvements libres et rapides, se portent ensemble vers le même objet; ils sont humides, vifs, brillants; la sclérotique est blanche, lisse et sans injection, ni aucune autre coloration étrangère. Les humeurs internes et externes sont d'une transparence normale; la contraction et la dilatation des pupiles s'effectuent uniformément dans les deux côtés des yeux, sous l'influence des différents degrés de lumière. Très-mobiles et convenablement écartées pendant la veille, les paupières s'approchent et recouvrent entièrement les yeux pendant le sommeil. L'état de maladie peut apporter à ces dispositions des modifications et des changements plus ou moins importants.

Le désordre de motilité des yeux est lié presque toujours à une lésion primitive ou secondaire des centres nerveux. Ils sont fixes, immobiles dans l'extase des mélancoliques et particulièrement dans la catalepsie; les mouvements sont, au contraire, désordonnés dans les convulsions des enfants. Le défaut de parallélisme de l'axe des yeux se rencontre dans le strabisme idiopatique, et dans le strabisme symptomatique de la méningite, du ramollissement du cerveau, et enfin dans quelques cas de tumeurs cérébrales; le défaut du parallélisme ou le strabisme, survenu accidentellement, doit toujours être considéré comme lié à une lésion grave de l'encéphale. Un autre phénomène offrant un semblant d'analogie avec le strabisme ordinaire, c'est le mouvement isolé qu'on observe quelquefois à l'un des yeux, tandis que l'autre reste dans un état d'immobilité absolue. M. Chomel en a rapporté l'observation chez un enfant hémiplégique où ce phénomène se produisait plusieurs fois d'une manière très-manifeste, à la suite des convulsions épileptiformes qui se rattachaient elles-mêmes, dit ce médecin, probablement à une lésion du cerveau. Cependant ce phénomène accompagné de coma, qui avait inspiré de grandes inquiétudes, est resté sans résultat.

L'expression des yeux contraste ordinairement avec le reste de la physionomie: ainsi ils deviennent ternes, suppliants, langoureux dans les maladies chroniques, à la fin des phlegmasies, et à l'approche de la mort. D'autres fois, c'est le volume de l'œil qui paraît augmenté ou le globe oculaire devient proéminent, comme on l'observe dans le délire, dans l'asphyxie par strangulation, dans les angines graves, et enfin toutes les fois qu'un obstacle intercepte la circulation du sang dans les veines du cou. Il en est de même dans les cas où des tumeurs siégent, soit dans le tissu cellulaire graisseux du fond de l'orbite, soit dans les parois osseuses de cette cavité, et donnent lieu à une exophthalmie plus ou moins complète, de sorte que l'œil ainsi repoussé sort de sa cavité naturelle. Ce phénomène morbide, qui donne à la physionomie une expression hideuse, dépend ordinairement d'une affection cancéreuse ou syphilitique. Le globe oculaire paraît, au contraire, diminuer à la suite du ramollissement ou de la fonte du même tissu graisseux de l'orbite; on peut dire,

d'une manière générale, que l'augmentation ou la diminution du volume des yeux est en raison directe ou indirecte
de celle du tissu cellulaire graisseux de l'orbite.

Il est des cas où le volume d'un œil augmente tandis
que l'autre reste à peu près dans le même état; c'est ce
qu'on observe dans les ophthalmies aiguës, et dans l'hy-
drophthalmie.

D'autres fois l'œil diminue de volume, l'autre conser-
vant sa dimension habituelle, comme on l'observe dans
des cas de plaies, et à la suite de certaines opérations pra-
tiquées sur un œil. Ajoutons encore que le volume des
yeux subit, comme celui de toute la face, l'augmentation
ou la diminution du reste du corps.

La cornée dans l'état de maladie fournit également des
symptômes que nous devons signaler. Elle présente quelquefois des phlyctènes, des taches opaques qui, situées au-
devant de la pupille, empêchent les rayons de pénétrer
jusqu'à la rétine. La saillie anormale et considérable de
la cornée, qui donne lieu à l'augmentation de la réfraction
des rayons lumineux, constitue le vice de vue qu'on nomme
myopie; et par contre, dans la presbytie, cette saillie est non-
seulement moins prononcée que dans l'état naturel, mais
la cornée présente encore un aplatissement qui a pour effet
la diminution de la réfraction de ces rayons. Dans quelques ophtalmies, les humeurs des yeux perdent leur
transparence habituelle ; dans l'hypopion, par exemple,
l'épanchement purulent trouble l'humeur aqueuse, se dé-
pose à la partie antérieure de l'œil, où il forme une tache
blanche plus ou moins large qui peut obstruer la pupille.
De petits abcès peuvent aussi se développer entre les lames
de la cornée transparente, de même que des abcès plus ou
moins considérables peuvent envahir ces parties.

Relativement à sa contractilité, la pupille présente des

degrés dont l'effet est l'agrandissement ou le resserrement
de l'ouverture formée par la membrane d'iris. Cette ouverture est ronde chez l'homme et elliptique, dans le même
sens que la cornée, et souvent irrégulière chez la plupart
des animaux. La pupille offre quelquefois une dilatation
considérable malgré une vive lumière qui la frappe, symptôme qui se rencontre dans les maladies du cerveau,
accompagnées de coma, dans les affections vermineuses,
dans l'épilepsie et assez souvent dans la fièvre typhoïde.
D'autres fois cette ouverture se rétrécit, exemple, méningite, ophthalmie interne. Enfin, dans l'amaurose, la pupille est dilatée, immobile et insensible à l'action de la
lumière. Elle offre quelquefois une dilatation qui n'existe
que d'un seul côté, soit parce que les deux yeux ne sont
pas doués d'une force égale, soit par suite d'une compression exercée d'un des côtés du cerveau; dans d'autres cas,
on observe aussi des oscillations continuelles de resserrement et de dilatation. Le cristallin ou le corps lenticulaire
transparent, entre l'humeur aqueuse et le corps vitré,
ayant son axe correspondant au centre de la pupille, peut
devenir, ainsi que sa capsule, opaque dans la cataracte.
D'après les expériences de Sanson, pour trouver le siége
précis de la cataracte et établir le diagnostic différentiel,
la lumière artificielle est un excellent moyen pour atteindre ce but. En présentant une bougie allumée au-devant
d'un œil dont le milieu est d'une transparence parfaite, la
flamme se reflète en trois images distinctes, deux droites,
et une renversée, lesquelles sont situées en arrière les
unes des autres; et d'après la loi de l'optique, la première
image est produite par la cornée, la dernière par la paroi
antérieure du cristallin, et enfin l'image située au milieu,
par la paroi postérieure du cristallin. La plus antérieure
de ces images, qui est naturellement la plus transparente,

est droite ; celle qui se trouve tout à fait en arrière et qui est la plus pâle est également droite ; l'image moyenne, la plus petite des autres, plus pâle que l'antérieure, mais moins sombre que la postérieure, est seule renversée. Tel est le phénomène obtenu dans l'état physiologique ; si maintenant nous passions à l'état pathologique de l'organe de la vue, nous verrions que l'opacité de la cornée détruit le phénomène que nous venons de produire. En effet, l'opacité occupe-t-elle la face antérieure de la capsule cristalline, les deux images profondes cessent de se reproduire ; l'opacité se trouve-t-elle à la face postérieure de la capsule, c'est l'image moyenne renversée, seule, qui manquera. Or, de la reproduction de ces trois images, au moyen de la flamme d'une bougie, on doit conclure que la cornée et le cristallin sont tout à fait transparents et que l'existence de ce phénomène peut fixer, dans quelques cas obscurs, le diagnostic différentiel de la cataracte et de l'amaurose.

B. *Paupières et leurs annexes.* Les symptômes fournis par les paupières sont plus ou moins importants, suivant les diverses altérations de ces parties. Les paupières sont quelquefois très-rapprochées dans les ophthalmies internes et dans les affections accompagnées de coma ; elles offrent une tuméfaction plus ou moins considérable dans l'œdème borné au visage, et dans l'anasarque. Dans quelques cas de manie et de l'idiotisme les paupières ont des mouvements exagérés et continus ; dans les fièvres adynamiques elles se meuvent au contraire très-lentement. Le rapprochement des paupières ne peut plus avoir lieu dans la paralysie de la face, la paupière du côté affecté ne peut se fermer en même temps que l'autre ; de sorte que le globe oculaire se trouve exposé à l'action de la lumière, circonstance qui favorise l'inflammation de cet organe. Les bords libres des paupières sont rougeâtres, gonflés ou renversés, en dehors dans les affections qui atteignent ces parties. La membrane muqueuse qui les tapisse est fortement injectée dans la blépharite simple, où elle présente en même temps des granulations, comme on l'observe dans la blépharite granuleuse.

La caroncule lacrymale devient d'un rouge très-prononcé dans les ophthalmies inflammatoires, comme dans presques toutes les maladies aiguës. Elle devient, au contrine, pâle dans les affections chroniques, et particulièment dans la chlorose. Enfin, il peut se développer à la surface libre de la caroncule lacrymale des poils dont le contact, irritant sans cesse l'œil, détermine l'inflammation de cet organe.

Les points lacrymaux présentent des ulcérations qui sont le résultat de l'oblitération de ces conduits, due aux inflammations spéciales des paupières; c'est ainsi qu'on observe ces ulcérations à la suite de la variole, des ophthalmies purulentes, des blépharites granuleuses, et après certaines plaies de ces maladies. Les conduits lacrymaux ne pouvant alors conserver et transmettre les larmes dans leur réservoir naturel, elles sont versées sur la joue; ce phénomène porte le nom d'épiphorax. Dans cet état, l'œil, comme la paupière et la joue, est continuellement mouillé, tandis que la narine correspandante est sèche : l'épiphorax se rencontre aussi dans les névralgies faciales et dans le renversement de la paupière inférieure, et dans la fistule lacrymale où les larmes sortent par l'ouverture située au-dessous du grand angle de l'œil.

L'augmentation du volume du sac lacrymal est produite par des tumeurs qui donnent lieu à la fistule de ce sac.

Les cils fournissent aussi des symptômes qui ont quelque importance. Ils sont couverts de poussière et surtout de chassie dans les ophthalmies et dans les maladies aiguës graves. La longueur exagérée des sourcils est aussi considérée comme une coïncidence avec la disposition à la tuberculisation pulmonaire et comme un des attributs aux affections scrofuleuses.

Les sourcils présentent à leur tour des symptôtomes non moins importants. Dans la dyspnée, ils offrent des élévations et des abaissements en rapport avec l'inspiration et l'expiration. Ce phénomène peut manquer d'un côté, exister de l'autre; comme, par exemple, dans la paralysie faciale le sourcil du côté affecté subit un abaissement manifeste, et il ne peut plus se rapprocher du sourcil du côté sain.

Dans quelques fièvres accompagnées du délire furieux, les sourcils sont relevés; et par contre on les voit abaissés ou déprimés dans les céphalalgies tant soit peu intenses. Ils sont encore relevés dans quelques cas de monomanie et abaissés dans la mélancolie. La chute des sourcils est un symptôme qui a lieu à la suite d'une maladie longue, de débauches de toute sorte, ou de chagrins longs et violents. D'autres fois, ils n'ont jamais existé.

SECTION III.

FRONT.

Cette région s'étend d'une part de l'origine des cheveux aux sourcils, et de l'autre d'une tempe à l'autre. Le front, ordinairement uni et serein, devient ridé dans l'âge avancé, chez des individus en proie à des excès de veilles, de fatigues et de chagrins. Dans les affections convulsives et douloureuses, le front se contracte et se replie également. On y observe encore des éruptions, et des pustules chez les personnes jeunes. Le front est également le siége de la douleur et de la chaleur, comme on l'observe dans la plupart des maladies.

Les tempes, de même que les joues, deviennent concaves vers la fin des maladies chroniques, époque à laquelle l'amaigrissement est général. Les battements des artères de la tempe deviennent plus fréquents et plus manifestes toutes les fois que le sang reçoit une impulsion vers la tête, comme on l'observe dans les congestions cérébrales.

SECTION IV.

NEZ.

Le nez est luisant et augmenté de volume dans les affections scrofuleuses et surtout dans l'érysipèle de la face. Il est quelquefois dévié de son axe, et porté à droite ou à gauche avant l'invasion des convulsions ; il offre une conformation vicieuse, déterminée par la présence des polypes dans les fosses nasales. Le nez acquiert une coloration rouge prononcée dans l'acné, et livide dans les fièvres adnyamiques ; la couleur rouge de cet organe, accompagnée de chaleur et de prurit annoncent une épistaxis dépendant soit de la rupture de quelques vaisseaux de la membrane pituitaire, soit par simple exaltation.

Les narines ou les ailes du nez présentent des mouvements rapides et convulsifs dans la dyspnée intense. La membrane muqueuse qui les tapisse est gonflée et rouge dans le coriza. Les narines sont quelquefois le siége d'une mucosité noirâtre dans les fièvres graves ; et d'une éruption croûteuse, à la fin de quelques cas d'affections peu graves.

SECTION V.

LÈVRES. — MENTON.

Les lèvres fournissent également des symptômes qui méritent quelque attention. Parlons d'abord des anomalies et des difformités qu'elles présentent; tantôt ce sont des rétrécissements ou des dilatations dont l'effet est la déformation de la bouche; d'autres fois ce sont des adhérences, des coarctations qui constituent le vice de conformation des lèvres. Ces adhérences peuvent même amener l'occlusion complète de la bouche. M. Velpeau en a rapporté des faits qui prouvent que ce vice de conformation pouvait exister aussi bien chez l'homme que chez les autres animaux. Cette occlusion de la bouche est tantôt congéniale, tantôt accidentelle; Varner a publié la relation d'un meunier chez qui les lèvres étant d'abord excoriées, finissent par se coller ensemble, de sorte qu'un petit trou permettait à peine d'introduire des aliments liquides au moyen d'un entonnoir, trou qui n'a pas tardé à disparaître complétement; ce qui détermina la mort par inanition.

Bien le que spasme puisse amener de véritables coarctations, il faut bien reconnaître que, dans la majorité des cas, elles sont le résultat des brûlures, ou des pertes de sub-stance déterminées par la gangrène ou la scrofule, aussi bien que par des ulcérations syphilitiques.

L'agrandissement de la bouche peut offrir des dimensions extraordinaires; M. Velpeau a rapporté également un agrandissement de la bouche jusqu'aux massetères. Mais la division des lèvres la plus fréquente, qui donne lieu à l'agrandissement de la bouche avec trouble dans l'expression de la face, c'est celle qui est connue sous le nom de bec de lièvre.

Les lèvres sont pendantes dans l'agonie et dans l'adyna-
mie des fièvres graves ; fortement écartées dans la luxation en avant de la mâchoire inférieure ; elles sont contrac-
tées pendant les douleurs intenses, et convulsivement
tremblantes dans les maladies aiguës des méninges, et du
cerveau, comme aussi dans quelques cas de névroses. Dans
quelques maladies cérébrales accompagnées de coma, les
lèvres sont brusquement écartées et poussées en avant à
chaque expiration ; ce symptôme offrant une analogie parfaite avec le phénomène qui se passe chez les fumeurs, on
dit que le malade fume la pipe ; ce signe est de mauvais
augure. Dans le cas de paralysie d'un côté de la face, ou
de convulsions, les lèvres sont entraînées soit à droite soit
à gauche ; ce symptôme porte le nom de spame cynique.
Le rire sardonique est le phénomène qui consiste dans
l'entraînement en dehors des commissures. Le spasme
cynique comme le rire sardonique constitue un signe pronostic d'une haute gravité lorsqu'il se présente dans les
maladies aiguës.

Les lèvres sont le siége des éruptions au déclin de quelques affections aiguës fébriles. L'augmentation de volume
et particulièrement celle de la lèvre supérieure est fréquente chez les enfants scrofuleux. Elles ont une couleur
d'un rouge vif et luisant dans les maladies inflammatoires, dans les gastrites chroniques ; elles deviennent
bleuâtres dans quelques cas de maladies organiques et
dans le frisson des fièvres intermittentes, et pâles
dans la chlorose, l'hydropisie, et dans la plupart des
cachexies.

Le plus ordinairement humides, les lèvres sont sèches
dans les maladies inflammatoires, dans les fièvres. Elles
sont à la fois sèches, gercées, et recouvertes d'une couche
noirâtre dans la fièvre typhoïde. Notons aussi que les

lèvres sont naturellement sèches chez certaines personnes, chez celles, par exemple, qui dorment la bouche ouverte.

Le menton offre peu de symptômes qui lui soient propres, il subit ordinairement tous les symptômes, tous les changements qui surviennent à la face. Ainsi il est dévié de la ligne médiane du corps, dans la luxation d'une seule condyle de la mâchoire inférieure; il y a en même temps écoulement de salive par la bouche, difficulté d'articuler les sons, de prononcer les syllabes dans les consónnes labiales, et enfin l'impossibilité de mastication. Cette déviation du menton devient plus prononcée et constitue une véritable difformité dans le cas de fracture de la maxillaire inférieure. Le menton est convulsivement abaissé dans l'agonie qui précède immédiatement la mort. Le menton est quelquefois le siége d'une éruption dartreuse rebelle qui porte le nom de cycosis ou mentagre.

SECTION VI.

OREILLES.

Les oreilles sont chaudes, rouges et tuméfiées dans les paroxysmes des maladies fébriles, dans les affections inflammatoires du cerveau et surtout dans les congestions de ce viscère; elles sont, au contraire, froides, décolorées, dans le frisson des fièvres d'accès, et au moment de la mort. Les vices de conformation de l'oreille portent le plus ordinairement sur les différentes parties de cet organe; et qui sont : les muscles, les cartilages, les membranes, les nerfs et les os. On ne trouve pas la même symétrie et la même sympathie qu'on observe sur les yeux; en effet, elles manquent entre les deux oreilles, et c'est à ce défaut de sympathie physiologique qu'est due la fonction normale existant seulement dans une oreille, tandis que

l'autre est malade, et ne fonctionne plus. Ce canal peut
même être complétement oblitéré. Les mêmes altérations
peuvent encore exister à la trompe d'Eustache. D'autres
fois le conduit auditif externe est seulement le siége d'é-
coulements sanguins ou purulents. L'écoulement de sang
par ce conduit peut dépendre quelquefois d'une fracture
du crâne, surtout si le malade vient d'avoir une chute
sur la tête, ou un coup plus ou moins violent reçu sur
cette partie, l'écoulement du pus est généralement observé
dans la carie du rocher. Nous venons de parler des rétrécissements et des oblitérations organiques du canal auditif,
mais ces altérations peuvent dépendre de la présence des
corps étrangers dans ce conduit : végétations, polypes,
tuméfaction de la membrane interne. La pression exercée
par un abcès ou une tumeur développée dans le voisinage
de l'oreille peuvent également amener les mêmes altérations et les mêmes troubles dans l'audition. Il en est de
même de l'accumulation et de la dessication de la matière
sécrétée par l'oreille. M. Cloquet a rapporté des cas de
surdité qui ont été produits par l'accumulation de la matière cérumineuse qui, durcie dans la caisse, s'enlevait par
écailles qui ressemblaient à des espèces de fausses membranes.

L'applatissement ou l'atrophie de l'éminence formée
par l'apophyse mastoïde est symptomatique à la carie et
l'hypertrophie de cette apophyse qui est le résultat d'une
ostéite. Ajoutons pour terminer que, dans quelques cas
d'otite, l'air qui pénètre par la trompe d'Eustache dans la
cavité du tympan et qui sort avec assez de force pour
agiter la flamme d'une bougie présentée devant le conduit
auditif, est un phénomène propre à la rupture de la membrane du tympan.

ARTICLE II.

COU.

Malgré son étendue peu considérable, cette région, offre des symptômes dont la plupart lui sont propres, vu le grand nombre d'organes et de fonctions qu'elle renferme. Le cou est large, court, et comme enfoncé entre les deux épaules chez les personnes prédisposées aux congestions cérébrales et à l'apoplexie; il est augmenté le volume dans le goître, affection qui constitue une véritable difformité, sa longueur et son amincissement coïncident souvent avec l'amaigrissement général du corps, comme cela a lieu dans les consômptions. La distension habituelle des veines superficielles de cou, des jugulaires, par exemple, existe avec la difficulté dans la circulation pulmonaire et cardiaque. Bien que l'existence de cette distention des jugulaires et le reflux ondulatoire du sang dans ces veines, depuis la clavicule jusqu'au voisinage de la maxillaire inférieure où il cesse, aient été considérés comme dépendant d'une anévrysme des cavités droites du cœur, M. Chomel affirme que des observations plus exactes ont pu montrer que ce reflux pouvait exister indifféremment dans les maladies des cavités droites comme celles des cavités gauches du cœur et particulièrement dans les rétrécissements des orifices.

Le battement manifeste des artères superficielles du cou et surtout des carotides est un symptôme qui appartient à l'insuffisance des valvules sygmoïdes de l'aorte et à l'anévrysme actif du ventricule gauche. D'autres fois ces battements coïncident avec le début des maladies aiguës accompagnées du délire, comme par exemple, dans la manie aiguë.

L'augmentation du volume total ou partiel du cou est un symptôme qui appartient à plusieurs maladies de cette région. Le gonflement partiel est souvent dû à la tuméfaction des glandes lymphatiques cervicales; quelquefois ce symptôme précède ou accompagne les éruptions aiguës ou chroniques du cuir chevelu et de la face. D'après M. Chomel l'apparition subite de l'engorgement ganglionaire du cou accompagné de fièvre doit annoncer l'invasion prochaine d'une érysipèle à la face, et si cet engorgement se montrait d'une manière lente; il doit être considéré, suivant ce médecin, comme la conséquence d'une altération d'une des dents les plus voisines des ganglions affectés. L'engorgement chronique de ces ganglions appartient presque toujours à la diathèse scrofuleuse; d'autres fois l'engorgement des ganglions cervicaux constitue un des symptômes de la syphilis constitutionnelle, surtout s'il existe en même temps des ulcérations à la gorge.

Le cou peut être devié de son axe normal, et se porter en avant et surtout à droite ou à gauche. Cette déviation latérale est un symptôme qu'on observe dans le torticolis. Dans toutes ces déviations du cou il y a en même temps rotation de la tête.

ARTICLE III.

POITRINE.

Chez l'homme sain, la poitrine présente la forme d'un cylindre légèrement aplati d'avant en arrière.

La poitrine est ordinairement d'une forme cylindrique: légèrement évasée en haut, et présentant un peu d'aplatissement d'avant en arrière. Sa capacité n'a rien d'absolu, elle est d'une grandeur en rapport avec la stature et la force du corps.

Le volume des parties molles de la poitrine est diminué dans l'amaigrissement général qui suit les maladies de longue durée; d'autres fois cette émaciation se rencontre naturellement chez les personnes habituellement maigres. La poitrine est maigre et étroite chez les phthisiques, elle est bombée en avant chez les asthmatiques ; cette dernière conformation est désignée sous le nom de poitrine d'oiseau. La conformation de la poitrine devient encore plus vicieuse dans le rachitisme. La poitrine est quelquefois retrécie d'un côté, l'autre côté restant le même, symptôme qu'on rencontre dans certains cas de pleurésie chronique et d'abcès du poumon. La saillie en avant des épaules, en même temps qu'il y a une dépression plus ou moins prononcée sous les clavicules, est un symptôme qu'on observe souvent dans la phthisie pulmonaire. La saillie anormale d'une des vertèbres dorsales ou la gibbosité est un symptôme de l'affection connue sous le nom de mal de Pott. Une saillie formée par la présence d'une tumeur molle, souvent transparente, fluctuante, et faisant hernie en arrière du canal vertébral, coïncide avec l'absence de quelques-unes des apophyses épineuses des vertèbres, et constitue la maladie qui est connue sous le nom de *spina bifida* ou *hydrorachis*. Il y a également saillie thoracique dans l'empyème, laquelle est surtout prononcée dans les espaces intercostaux; cette saillie formée par une collection de liquide (sérosité, sang ou pus) dans la cavité pleurale, n'est souvent appréciable que chez les personnes dont les téguments sont minces.

La poitrine présente un agrandissement plus ou moins notable dans l'emphysème pulmonaire et dans les épanchements pleurétiques. La poitrine peut être dilatée ou rétrécie d'un côté seulement : un épanchement ayant amené le retrécissement d'un côté et l'agrandissement ou la dilatation de l'autre. D'autres fois, cette dilatation coïncide avec l'hypertrophie ou l'anévrysme du cœur, et avec la hydropéri carde ; mais alors l'ampliation thoracique est bornée à la région précordiale. Dans les anévrysmes de l'aorte, l'ampliation thoracique, ou plutôt la saillie qu'on observe au-devant du *sternum* est quelquefois considérable.

Quant aux autres symptômes fournis par la poitrine, il en sera question lorsque nous parlerons des phénomènes de la respiration et de la circulation, ainsi que de la percussion et de l'auscultation.

<h3 style="text-align:center">ARTICLE IV.</h3>

<h3 style="text-align:center">ABDOMEN.</h3>

Nous ne parlerons ici que des symptômes qui sont fournis par l'examen extérieur de l'abdomen.

Dans l'état de maladie, le ventre peut augmenter ou diminuer de volume d'une manière soit générale, soit partielle.

L'augmentation générale du ventre est due, le plus ordinairement, à la présence de gaz dans le conduit intestinal, ou à l'épanchement d'un liquide dans le péritoine. Le changement du volume amène aussi un changement dans la forme et la consistance du ventre. L'accumulation d'une quantité considérable de gaz dans les intestins donne lieu au phénomène connu sous le nom de météorisme. L'accumulation d'une petite quantité de gaz qui produit une distension moins grande de l'abdomen constitue l'état qui porte le nom de *ballonnement* dans les maladies inflammatoires et les fièvres graves, et le nom de *tympanite* dans les maladies chroniques. L'augmentation partielle du ventre est due à une foule de circonstances ; c'est tantôt à la présence des tumeurs, variables d'ailleurs sous le rapport de leur nombre, de leur forme, de leur siége et de leur nature, et tantôt à l'engorgement ou à l'hypertrophie des viscères abdominaux.

L'augmentation partielle du ventre occupe les hypocondres dans les maladies du foie et de la rate, ou l'hypogastre dans l'hystérie. D'autres fois la vessie représente une tumeur plus ou moins considérable, qui est due à la distension par l'excès de l'urine dans la cavité vésicale. Tous les organes contenus dans l'abdomen peuvent devenir le siége de gonflement ou de tumeurs : engorgement, hypertrophie, adénites, kystes, hernies, tubercules, cancer, hydatites.

La dimininution du ventre peut, comme son augmentation, être générale ou partielle. Moins fréquente que l'augmentation, la diminution abdominale est ordinairement le résultat de l'amaigrissement général du corps ; le ventre devient alors contracté, concave ; la main y perçoit facilement les pulsations de l'aorte descendante. La diminution du ventre se rencontre dans les coliques violentes et surtout dans la colique de plomb : dans cette maladie le ventre offre en même temps une forme concave. Les parois de cette région sont souvent affaisées peu de temps avant la mort qui survient à la suite de la péritonite et des fièvres adynamiques. L'augmentation et la diminution du ventre est un symptôme qu'on rencontre surtout dans la *pneumatose* abdominale des hystériques et dans quelques affections cancéreuses du conduit intestinal, et surtout dans le squirrhe des gros intestins ; dans ce dernier cas il y a en même temps de la constipation et de la diarrhée qui se succèdent tour à tour.

Le volume du ventre est considérable dans l'anasarque, les parois abdominales sont dans cette maladie œdémateuses ; il importe de remarquer que dans ce cas l'augmentation du volume est plus prononcée sur les côtés qu'en avant, la pression des doigts laisse sur les parois tuméfiées une dépression qui atteste l'existence de la sérosité épanchée dans le tissu cellulaire sous-cutané. Tandis que dans l'ascide, où cet épanchement a pour siége la cavité péritoniale, l'augmentation du volume abdominal est partout générale sur les côtés comme en avant, et même souvent l'ombilic distendu par l'épanchement affecte la forme d'une tumeur transparente, qui surmonte la proéminence bien plus considérable du ventre.

La couleur de la peau qui recouvre l'abdomen offre peu d'altérations importantes au point de vue de la symptomatologie. Il en est de même de son aspect dans le typhus et la fièvre typhoïde. C'est surtout au ventre qu'on rencontre des taches rosées lenticulaires. Dans la suette miliaire le nombre des sudamina est plus considérable sur la peau du ventre. On observe chez les femmes qui ont eu plusieurs enfants, vers la partie inférieure de l'abdomen, des rides ou des plis blanchâtres ou bleuâtres, qui donnent à la peau de cette région, un aspect éraillé, caractère qui dénote l'existence des accouchements antérieurs; chez la plupart des femmes enceintes on remarque à la peau du ventre une ligne noirâtre de l'ombilic au pubis, cette coloration est due à l'*hypersécrétion du pigmentum* de cette partie.

La consistance de l'abdomen, soit fermeté, soit souplesse, est en général en raison directe du volume de cette région. Le ventre est ferme, dur, dans l'hydropisie, et mou quand l'épanchement de sérosité qui constitue cette maladie est diminué par l'absorption ou par l'évacuation artificielle au moyen de la paracenthèse; d'autres fois le ventre, quoique diminué de volume, offre au toucher une consistance ferme et dure; ce symptôme se rencontre surtout dans la colique saturnine.

La sensibilité normale du ventre est souvent altérée dans l'état de maladie. L'exaltation de la sensibilité ou la douleur peut exister toujours ou n'être perçue par le malade que par la pression, ou augmenter par cette exploration. On désigne sous le nom général de coliques les douleurs qui se développent à l'abdomen d'une manière spontanée. Lorsque ces coliques sont accompagnées d'un besoin très-fréquent et très-pénible d'aller à la selle, elles portent alors le nom d'*épreintes* ou de ténesme. Les douleurs abdominales qui occupent la région du foie sont aussi appelées *douleurs ou coliques hépatiques*, et celles qui ont leur siége aux lombes, lumbago ; celles enfin qui occupent les reins, douleurs néphrétiques.

Relativement à la forme nous avons fait déjà pressentir que le ventre subit des modifications suivant les maladies qu'occupent cette région. L'appréciation de la forme est dans certaines affections d'une grande utilité : une tumeur lobuleuse située au-dessus de l'ombilic, et ayant la forme de la matrice, coïncide avec l'existence soit d'un squirrhe, soit d'un kyste de cet organe ; tandis qu'une tumeur d'une forme ronde et siégeant dans la partie de l'abdomen ordinairement occupée par l'ovaire, dénote l'hydropisie enkystée de l'ovaire. La forme bosselée que présente quelquefois le ventre appartient presque toujours à la dégénérescence cancéreuse des viscères abdominaux.

Quant à la température du ventre, elle n'offre rien de remarquable pour la symptomatologie; notons seulement que, dans les fièvres et les phlegmasies abdominales, la chaleur perçue à la main appliquée sur le ventre du malade est sensiblement augmentée.

ARTICLE V.

ORGANES DE LA GÉNÉRATION.

Les organes génitaux offrent de nombreux éléments à la pathologie ; nous ne signalerons dans cet article que ceux qui se rapportent à la symptomatologie.

SECTION PREMIÈRE.

VERGE.

Le pénis ou la verge, situé au-devant de la symphyse du pubis est d'une forme allongée, cylindroïde et un peu aplatie d'avant en arrière. Il est constitué par une enveloppe cutanée, le corps caverneux, le canal de l'urètre, le gland et par des vaisseaux et des nerfs. Son volume, très-variable, est d'ailleurs peu en rapport avec la stature et la force de constitution de l'homme. Le membre viril acquiert souvent un volume considérable chez les enfants calculeux, chez ceux surtout qui abusent de la masturbation, et enfin dans un âge plus avancé lorsqu'on s'adonne aux plaisirs immodérés du coït.

L'augmentation du volume de la verge peut porter sur l'enveloppe cutanée soit séparément sur les corps caverneux ou sur ces deux éléments constituants à la fois. Lorsque l'hypertrophie se porte seulement sur la peau, elle constitue ou une variété de phymosis, ou une éléphantiasis qui s'étend jusqu'au scrotum. Lorsque le gonflement se porte sur le gland il est presque toujours le symptôme d'une inflammation de cette partie comme on peut l'observer dans la balanite.

La surface muqueuse du gland ou du prépuce est souvent le siége d'une hypersécrétion humorale dans la balanite et la posthite.

Le méat urinaire est gonflé et présente une teinte rougeâtre ou violacée dans les inflammations aiguës du canal de *l'urètre* qui constitue la blennorrhagie. D'autrefois *l'urètre* peut être ou rétréci, et alors l'urine en sort en se bifurquant et en se tournant en spirale, ou il est oblitéré à son commencement. Cette oblitération du gland soit complète ou incomplète; l'urine est également troublée. Contrairement à cette disposition, l'urètre s'ouvre quelquefois tantôt au-desous de la verge, et ce vice de conformation porte le nom d'*hypospadias*; tantôt au-dessus, sur le dos de la verge, et constitue l'*épispadias*.

Le pénis est dans la plupart des maladies dans un état de flaccidité continuelle, et à tel point qu'il semble disparaître sous les téguments, phénomène qu'on observe dans certaines affections du testicule, du scrotum et surtout dans l'hydrocèle de la tunique vaginale.

L'érection permanente de la verge est un symptôme commun au priapisme, à l'inflammation de l'urètre dans la blennorrhagie, inflammation qui retentit dans toute la verge et amène l'excitation de cet organe qui se traduit par des érections douloureuses. Ce phénomène se rencontre encore chez certains maniaques et chez les calculeux. Enfin, l'orgasme du pénis est permanent dans certaines affections du rachis caractérisées par la compression de la moelle épinaire.

La rareté et l'impossibilité de l'érection de la verge coincident souvent avec l'affaiblissement général du corps à la suite d'abus des plaisirs vénériens; d'autres fois elles sont la conséquence de la vieillesse.

SECTION II.

TESTICULE.

De toutes les parties du corps, la verge est le plus souvent le siége des maladies vénériennes, non pas à cause d'une disposition anatomique particulière de cet organe, comme on l'a prétendu à tort, mais parce qu'il est plus exposé que le reste du corps à contracter ces maladies.

Les symptômes fournis par l'examen du testicule sont nombreux; ils se rapportent aux inflammations, aux productions accidentelles et aux dégénérescences de cette glande. Nous n'entrerons pas ici dans les détails de descriptions que ne comporte pas la nature de ce traité; le lecteur peut d'ailleurs consulter à cet égard notre Thèse inaugurale [1]. Contentons-nous de noter ici qu'ils sont fortement ramenés contre l'anneau inguinal dans la névralgie-ilio-scrofale, dans les violentes coliques et surtout dans les coliques néphrétiques. L'épidydime, le cordon spermatique et la glande testiculaire peuvent être successivement enflammés à la suite d'une urétrite. Le scrotum est fortement distendu dans l'anasarque, et tuméfié dans l'abcès urineux et dans les hernies inguinales d'un volume considérable. Les bourses sont augmentées de volume et deviennent transparentes dans l'hydrocèle, affection qui est constituée par l'exhalation de la sérosité dans la tunique vagitale du testicule.

SECTION III.

VULVE.

La vulve, chez la femme, peut acquérir quelquefois un volume considérable; l'hypertrophie commence ordinaire-

---

1. Diagnostic différentiel des affections du testicule, par J. M. Beyran. Paris, 1850.

ment par les petites lèvres, envahit bientôt les grandes et quelquefois le clitoris, ce qui constitue l'hermaphrodisme. Dans l'éléphantiasis des lèvres, la vulve forme un espèce de tablier charnu qui s'étend depuis le pubis jusqu'au genou de la femme ; les veines de ces parties participent également à cette augmentation de volume extraordinaire. Cette hypertrophie des petites lèvres, qui s'irritent et s'enflamment par un frottement continuel, gêne non-seulement la marche, mais elle expose encore les femmes à la con--tagion des maladies vénériennes comme le fait le phimosis chez l'homme.

Il est des femmes chez qui la vulve est fermée d'une manière plus ou moins complète. C'est le plus ordinairement le développement exagéré de la partie inférieure des grandes lèvres qui forme une espèce de valvule au-devant de l'entrée du vagin ; circonstance qui gêne considérablement le coït, empêche les règles, retient les urines et rend les accouchements laborieux.

Les grandes lèvres offrent quelquefois un gonflement plus ou moins notable dans l'hydropisie, dans l'inflammation aiguë du vagin, et dans l'inflammation vive des parotides ; dans ce dernier cas la tuméfaction des grandes lèvres peut précéder l'affection et quelquefois alterner avec elle, comme les testicules qui jouent un rôle semblable chez l'homme. Enfin la tuméfaction de la vulve est due à des hernies, à des tumeurs lypomateuses, et à une foule de tumeurs ayant leur origine au vagin ou à la matrice.

La sensation de prurit à la vulve se rencontre le plus communément chez les femmes plus ou moins avancées dans l'âge et dont les règles ont cessé. D'autres fois le prurit vulvaire est dû à la malpropreté, à un repos trop prolongé ou à une attitude verticale, à un vice herpetique, ou, suivant M. Velpeau, à l'eczéma syphilitique. Ces parties af-

fectées de prurit sont rouges, enflammées, excoriées, et
présentent un grand nombre de petits boutons qui enva-
hissent quelquefois toutes les parties externes.

ARTICLE VI.

EXAMEN DES MEMBRES.

Dans l'examen de l'habitude extérieure les membres
fournissent des phénomènes morbides qui sont très-im-
portantes au point de vue de la symptomatologie ; souvent
même la simple inspection de ces parties révèle le siége et
la nature de la maladie.

Nous ne parlerons pas ici des anomalies et des difformités que les membres présentent quelquefois à l'observation médicale, elles seront plus utilement traitées dans
des pathologies spéciales à côté des indications de telle ou
telle opération : amputation, résection, etc.

Relativement à leur motilité les membres sont inertes,
relâchés dans les paralysies; ils sont également immobiles
dans les affections organiques du cerveau ; mais dans ce
dernier cas il y a en même temps de la raideur. D'autres
fois la motilité n'existe que d'une manière désordonnée,
par exemple, les mouvements spasmodiques ou convulsifs
des névroses.

Bien que le volume des membres soit ordinairement en
rapport avec l'embonpoint du reste du corps, il est, dans les
maladies, augmenté ou diminué. Dans le rhumatisme articulaire, dans l'hydrarthrose, les membres présentent sur les
articulations affectées une augmentation de volume plus
ou moins notable; il y a également gonflement partiel
lorsque ces parties sont le siége des anévrysmes ou des
abcès phlegmoneux. Il est encore des cas où il y a engourdissement avec un œdème sur un membre seulement, cir-

constance qui dépend de la compression exercée par une tumeur sur les vaisseaux et les nerfs de ce membre. Celle des cuisses qui est chroniquement affectée d'une névralgie sciatique offre un volume moins considérable que la cuisse saine. Le volume des membres diminue presque toujours dans la paralysie, cette diminution se porte sur le bras et la cuisse du côté qui est frappé de l'hémiplégie, et sur les deux cuisses dans le cas de paraplégie. **La symétrie des membres est altérée dans les luxations et les fractures.**

Sous le rapport de la température et de la coloration des téguments, les membres, surtout les inférieurs, sont froids, livides pendant le frisson des fièvres intermittentes, et dans quelques cas de névroses ; et, par contre, chauds dans le stade de chaleur de ces fièvres. Ils sont froids et bleuâtres dans la période algide du choléra; cette coloration bleuâtre existe encore dans les maladies du cœur, comme dans tous les cas où il s'agit d'un trouble et d'une gêne survenus dans la circulation. Les mains sont gonflées dans la variole, dans la scarlatine, et toutes les fois qu'il existe un pléthore. Les pieds sont à leur tour augmentés de volume dans l'anasarque; et ils présentent dans l'éléphantiasis une coloration gris-ardoise en même temps que des sillons profonds et de la tuméfaction sur ces parties.

Quant aux doigts, aux ongles et même aux orteils, ces parties offrent chez les phthisiques des formes particulières; ainsi les ongles ont une courbure qui est considérée comme un signe caractéristique des tubercules pulmonaires, courbure à laquelle le professeur Fouquier attachait une haute importance.

Les membres inférieurs, et particulièrement les jambes, offrent çà et là l'apparence d'une nodosité molle, inégale, livide ou noirâtre, formée par les veines de cette région qui constitue l'affection connue sous le nom de varice. Ces dilatations variqueuses sont surtout prononcées sur les veines superficielles des jambes. Ces varices peuvent s'enflammer, s'ulcérer (Ulcère variqueux) ou se rompre et donner lieu à une hémorrhagie.

CHAPITRE QUATRIÈME.

EXAMEN DES ORGANES DE LA LOCOMOTION.

ARTICLE PREMIER.

OS. MUSCLES.

Les symptômes fournis par les os appartiennent ordinairement aux altérations de ces organes eux-mêmes, comme les difformités et les fractures. D'autres fois les os présentent des altérations qui dépendent, tantôt d'une infection syphilitique, comme les exostoses, tantôt d'une affection scorbutique qui produit le décollement des cartilages, et tantôt, enfin, de la diathèse tuberculeuse qui envahit les os et détermine la tuméfaction, la carie et la nécrose.

Dans la plupart des maladies du système osseux, la difformité et la difficulté ou l'impossibilité des mouvements, sont des symptômes constants et essentiels de ces parties. La difformité coïncide presque toujours avec l'existence, soit d'une fracture, d'une luxation, soit d'une ostéo-sarcome. Soumis à une pression continue, les os finissent par se détruire en partie ou en totalité; exemple : le sternum, les côtes, la colonne vertébrale, mis en contact permanent avec des tumeurs anévrysmales, présentent des usures et même des perforations sur les points correspondants à ces tumeurs. Il en est de même des tumeurs fongueuses de la dure-mère qui finissent par détruire les parois osseuses du crâne et par faire jour à l'extérieur à travers la perforation qu'elles ont ainsi opérée. Dans la carie vertébrale la destruction est complète, plusieurs vertèbres disparaissent par la suppuration qui les entraîne.

Les symptômes fournis par les muscles, organes actifs des mouvements, sont plus nombreux que ceux fournis par les os, organes passifs. La force musculaire paraît augmenter dans quelques cas de névroses, et surtout dans les accès d'hystérie, d'épilepsie et de manie aiguë.

Les contractions violentes et désordonnées des muscles constituent l'état qui porte le nom de convulsions. Ces dernières se distinguent en convulsions toniques et en convulsions cloniques. Les premières sont caractérisées par une contraction permanente, sauf la partie affectée qui est au contraire dans un tel état d'immobilité permanente, qu'aucun effort ne peut la vaincre. Dans les convulsions tétaniques, tous les muscles se contractent également d'une manière permanente. Les convulsions permanentes ou toniques sont quelquefois bornées à une partie du corps, comme aux muscles de la mâchoire et des lèvres dans le trismus. Les secondes, ou les convulsions cloniques, sont caractérisées par des contractions violentes et involontaires qui alternent avec celles des autres muscles. Les phénomènes que ces convulsions produisent sont variables : ainsi, dans les accès d'hystérie, tantôt les malades fléchissent et étendent brusquement leur avant-bras et la main, se jettent à droite et à gauche, et se frappent violemment sans en avoir la moindre conscience ; tantôt, on voit leurs bras s'élever et s'abaisser tour à tour, pendant toute la durée des accès.

Toutes les parties du corps qui reçoivent des fibres musculaires comme éléments constituants, sont susceptibles de convulsions à la manière de celles qui ont lieu dans les muscles soumis à la volonté ; ainsi le cœur, l'œsophage, l'estomac, les intestins, la vessie, etc., peuvent être le siége des convulsions.

La contractilité musculaire, faible dans la paralysie incomplète, devient nulle lorsqu'elle est complète. Dans l'abolition des contractions et des mouvements la paralysie est générale ou partielle. Elle est générale, lorsque tous les muscles sont paralysés ; il est à remarquer que lorsque tous les membres en sont frappés, la paralysie générale porte alors le nom de résolution générale des membres. La paralysie est partielle, lorsqu'elle est bornée à une partie du corps. Il est des cas où la paralysie n'occupe qu'un ou deux points seulement, comme cela a lieu dans la colique métallique. Il arrive aussi que la perversion de la contractilité musculaire offre un caractère tout particulier : dans la catalepsie, durant l'attaque, les malades gardent la même position qu'ils avaient au moment où l'attaque est survenue, ou bien ils prennent la position qu'on leur communique. Dans la chorée les malades sont en proie à des secousses subites ; ils ne peuvent rester en repos ; il y a surtout deux mouvements opposés dans cette affection, l'un est volontaire et l'autre involontaire et irrésistible ; le premier tend à approcher du but, tandis que le second tend à l'éloigner, de sorte que ce n'est qu'à la suite de plusieurs lignes obliques et divergentes, que les malades parviennent enfin à atteindre ce but.

La raideur, qui est aussi constituée par une perversion dans la contractilité des fibres musculaires, réduit les individus qui en sont affectés à ne pouvoir mouvoir leurs membres qu'avec une extrême lenteur. Ce symptôme peut, comme la paralysie, atteindre un seul côté du corps, être borné à quelques muscles ou s'étendre à tout le système musculaire. Dans tous les cas, la raideur est un symptôme qui est en général lié à une maladie organique du centre nerveux, et en particulier au ramollissement du cerveau. Il est à remarquer que, malgré cette résistance musculaire qui constitue la raideur, il y a diminution dans la force réelle de ces muscles.

La contracture consiste souvent dans un état permament et chronique de rigidité des muscles fléchisseurs; d'autres fois, elle envahit un ou plusieurs muscles de la vie organique.

La contracture a pour effet la diminution dans l'épaisseur et la longueur des muscles, de sorte que ces organes deviennent plus durs et ressemblent alors à des cordes inflexibles soulevées au-dessous de la peau. Ce symptôme coïncide avec la plupart des affections du cerveau : méningite, hémorrhagie-méningée des enfants et des vieillards, encéphalite, hémorrhagie ventriculaire, etc.

Le soubresaut est un symptôme constitué par une secousse involontaire, avec des tressaillements des tendons. Il est surtout manifeste dans les tendons des muscles de l'avant-bras. — On l'observe dans les maladies inflammatoires ataxiques.

Le tremblement est une agitation involontaire de quelques parties ou de la totalité du corps. Il a pour effet de troubler les mouvements, sans cependant les arrêter. Ce phénomène est le résultat d'un état alternatif de contraction et de retranchement des fibres musculaires. Le tremblement, souvent lié à des affections nerveuses, est déterminé aussi par la vieillesse (tremblement sénil), par l'absortion des préparations mercurielles, saturnines, et des alcooliques; d'autres fois, par la simple débilitation de l'économie, à la suite de privations et de fatigues. Enfin, nous avons souvent remarqué ce phénomène chez les individus qui ont abusé de la masturbation.

La carpholagie ou agitation automatique et continuelle des mains et des doigts, qui semblent chercher ou ramasser les petits objets, soit dans l'air, soit sur les draps et les couvertures de lit; cette dernière variété de carpholagie porte le nom de crodisme (être au petit soin). La carpholagie survenue dans les maladies inflammatoires, qui sont accompagnées de troubles profonds du système nerveux, est un symptôme qui dénote un danger imminent.

CHAPITRE CINQUIÈME.

EXAMEN DES SYMPTOMES

FOURNIS PAR L'APPAREIL DE L'INNERVATION.

Les fonctions du système nerveux sont de la plus haute importance, en même temps qu'elles sont très-complexes. Elles sont la condition du mouvement, de la sensibilité organique ou tactile, et de la manifestation des actes intellectuels. En vertu de la faculté de sentir, les impressions que nous éprouvons sont tantôt des sensations internes qui accusent la présence de certains phénomènes dans notre corps, tantôt des sensations qui servent à apprécier les objets qui nous entourent. Dans l'état de maladie, ces sensations sont plus ou moins troublées; le plus ordinairement la faculté de sentir est augmentée ou diminuée dans tous les organes, par exemple, l'hystérie. La sensibilité est encore exaltée de la même manière au début de certaines maladies inflammatoires de l'encéphale; cette faculté se perd vers les dernières phases de ces maladies; d'autres fois elle est complétement éteinte, et cet état d'insensibilité, souvent accompagné de l'abolition du mouvement musculaire, constitue la paralysie du mouvement et du sentiment, double effet qui peut dépendre d'une même cause, comme une compression cérébrale. Il y a cependant des cas de compression, où la contractilité est plus ou moins pervertie ou suspendue, sans que la sensibilité soit troublée; de même que dans quelques cas la faculté de sentir est abolie, tandis que le mouvement est conservé.

ARTICLE PREMIER.

DOULEUR. HYPERESTHÉSIE.

La douleur est une sensation pénible éprouvée par une partie vivante du corps et perçue par le cerveau. Cette sensation diffère de l'exaltation de la sensibilité générale ou *hyperesthésie*, attendu qu'on doit considérer la douleur comme une manifestation spontanée, tandis que l'hyperesthésie se développe par le contact sur le corps des agents naturels qui stimulent la sensibilité. Dans ce dernier cas, l'exaltation de la sensibilité ressemble à celle d'une partie de la peau dénudée de son épiderme; elle revient par accès, tantôt le soir, tantôt la nuit, et finit par s'éteindre souvent brusquement; si l'on vient à exciter le même point, hyperesthésie, en sorte qu'elle fait place à un phénomène tout opposé qui porte le nom d'anesthésie : insensibilité. L'exaltation de la sensibilité générale est souvent accompagnée de douleurs névralgiques, de chaleur, de rougeur et enfin d'un état d'éréthisme local; mais tous ces symptômes n'ont ordinairement qu'une courte durée.

L'hyperesthésie existe dans la plupart des affections de la peau, dans la névralgie, dans l'hystérie et presque dans tous les névroses.

Quant à la douleur, elle se manifeste sous plusieurs formes et offre des caractères particuliers. Elle occasionne ordinairement des troubles fonctionnels plus ou moins notables dans l'organe qui en est le siége ; dans les muscles, les articulations, elle rend le mouvement difficile et même impossible ; elle a aussi quelquefois pour effet l'afflux des liquides à la surface des organes et même dans leur tissu. La douleur, quand elle est excessive et prolongée, peut amener un trouble profond dans presque toutes les fonctions de l'économie et même déterminer la mort. Enfin elle peut, dans les parties éloignées, donner lieu au développement de troubles sympathiques, tels que vomissement dans les douleurs céphaliques, convulsions dans celles de certaines contusions, certaines plaies et enfin certaines opérations, comme aussi dans les coliques néphrétiques et hépatiques. Il est à noter aussi qu'après la cessation de la douleur il reste un état de fatigue et d'abattement général ; les patients sont pâles, et ont parfois un délire passager ; d'autres fois ils éprouvent des nausées, des syncopes ; les douleurs excessives de l'accouchement prédisposent passablement les femmes à l'aliénation mentale. La douleur imprime à la physionomie des caractères qui varient suivant les maladies, les constitutions et les tempéraments des individus.

En effet, l'intensité de la douleur n'est pas toujours la même ; elle varie suivant le degré de la sensibilité de chaque individu et de l'organe qui en est le siége ; de même que diverses circonstances peuvent aussi augmenter ou diminuer l'intensité de la douleur. Ainsi, les douleurs des tumeurs cancéreuses diffèrent de celles qu'on éprouve dans les maladies aiguës ; le froid modére certaines variétés de douleurs, des inflammations, et exaspère, au contraire, les douleurs des névralgies. La chaleur agit différemment que le froid et selon la cause qui a déterminé la douleur. De même que la pression exaspère les douleurs des plaies et des parties enflammées, et calme, au

contraire, celles des névralgies et les coliques saturnines, etc.

Relativement à son type, la douleur est tantôt continue,
avec ou sans exacerbation, comme dans les maladies inflammatoires, tantôt elle se présente sous le type intermittent, avec ou sans régularité, comme on l'observe dans
les névralgies. Toute douleur qui se reproduit sous un
des types propres aux fièvres intermittentes et celui d'un
accès, mérite l'attention, dit avec raison M. Chomel, parce
qu'étant souvent due aux causes des fièvres d'accès, elle
cédera conséquemment aux moyens auxquels cèdent ces
fièvres.

Nous avons aussi à noter ici les caractères que présente la douleur dans les différentes maladies. La douleur porte l'épithète de *grative*, lorsqu'elle est caractérisée
par un sentiment de pesanteur, comme dans les collections
de liquides dans les cavités naturelles ou accidentelles et
dans plusieurs autres circonstances, la douleur *est tensive*,
lorsqu'elle est accompagnée d'un sentiment de tension
avec gonflement dans la partie souffrante, comme dans les
inflammations phlegmoneuses ; la douleur *pulsative* est
caractérisée par les battements isochrones aux pulsations
altérielles que les malades ressentent dans les inflammations qui vont passer à la supuration, et ce symptôme est
d'autant plus important qu'il y a en même temps frissons ;
la douleur est *contusive* lorsque les malades éprouvent
un sentiment de brisement, comme on l'observé ordinairement dans le prodrome des maladies inflammatoires ; la
douleur lancinante est marquée par des élancements
passagers qui ne correspondent point aux battements des
artères, et se rencontrent dans les névralgies et surtout le
cancer dont il est le caractère propre ; la douleur *térébrante*
est caractérisée par un sentiment qui ressemble à la sen-

sation produite par une vis qui pénètre en tournant dans la partie souffrante, ce symptôme se rencontre dans quelques cas de rhumatismes; la douleur *mordicante, âcre* ou *cuisante* a lieu surtout lorsque la peau dénudée, de son épiderme, se trouve en contact avec l'air ambiant, comme on l'observe dans les brûlures, et à la suite de l'application d'un vésicatoire permanent; la douleur est encore nommée *prurigineuse,* ce qui n'est autre chose qu'une démangeaison pénible, symptôme commun dans la plupart des maladies de la peau; dans le prurigo, par exemple, cette démangeaison devient tellement intolérable, que les malades tombent quelquefois dans un état de délire. Enfin une autre espèce de douleur, désignée sous le nom de *douleur déchirante, pongitive,* est ce sentiment qu'on a comparé à celui d'une plaie dont les bords seraient tendus et dont la surface serait constamment irritée par un agent extérieur.

Rarement générales les douleurs se font sentir le plus souvent d'une manière partielle. Elles sont tantôt mobiles ou douleurs ambulantes, comme on les observe dans certains rhumatismes; tantôt fixes: elles annoncent alors des lésions organiques dans les viscères; si c'est la tête qui en est devenu le siége permanent, elles dénotent un commencement de ramollissement du cerveau, ou des caries, des nécroses des os du crâne. Bien que la douleur ne puisse pas toujours, par son siège et ses différents caractères constituer un symptôme pathognomonique et que le concours d'une foule de circonstances soit nécessaire dans l'examen d'une maladie, il est pourtant des cas où la douleur a une grande valeur par elle-même; ainsi par exemple, les douleurs produites par l'inflammation de vaisseaux lymphatiques, ont pour siége le cours du trajet de ces vaisseaux, en même temps qu'elles occupent le niveau des ganglions lymphatiques ; de même que celles dues aux phlegmasies artérielles ou veineuses, suivent encore le trajet de ces vaisseaux ; comme aussi les douleurs dites névralgiques occupent la direction des filets nerveux et s'étendent jusqu'à leur terminaison. Dans les affections de la matrice, les douleurs partent de cet organe pour aller s'étendre aux lombes, aux aines, en même temps qu'elles s'irradient vers la vessie, au périnée et aux cuisses. Dans les douleurs néphrétiques elles retentissent jusqu'au cordon spermatique et au testicule qui se retraite vers l'anneau inguinal ; dans les hépatites aiguës, elles occupent l'hypocondre droit et l'épaule de ce côté ; dans les gastrites, dans les entérites, elles ont pôur siége les régions occupées par ces organes. Dans les inflammations aiguës des membranes séreuses, pleurésie, péritonite, comme dans les phlegmasies des membranes muqueuses, les douleurs ont également leur siége dans l'organe malade ; il en est de même des maladies du cœur.

On peut rapprocher de la douleur certaines sensations désagréables ou pénibles, comme l'état de malaise général, les inquiétudes qui deviennent parfois plus intolérables que les douleurs vives et occupent alors la région épigastrique, constituant cet état d'*anxiété* extrême qu'on a désigné sous le nom d'*angoisse*.

On connaît aussi sous le nom de douleurs ostéocopes, les douleurs aiguës qui ont leur siége dans les os et qui caractérisent la syphilis tertiaire. Elles sont surtout manifestes la nuit, et c'est pour cette raison qu'on les a encore appelées douleurs nocturnes [1]. Notons enfin ces douleurs que Citois a observées, dans l'épidémie de colique de Poitou, épidémie qu'il dit être caractérisée par des douleurs

---

1. Mémoire sur les douleurs syphilitiques, par le docteur Beyran.

vives ou des coliques violentes accompagnées de nausées, de hoquet, de vomissement et de diarrhée. Les personnes qui faisaient usage de vin blanc, ont été, dit cet auteur, le plus particulièrement atteintes de la colique de Poitou. Bientôt ces coliques étaient suivies de la paralysie des extenseurs des mains, d'amaurose et parfois aussi d'accès épileptiques.

ARTICLE II.

TROUBLES DES ORGANES DES SENS.

Les symptômes fournis par les sens sont constitués par l'impression que ces organes reçoivent des objets extérieurs, cette impression est plus ou moins altérée dans l'état de la maladie; ainsi, la vue devient susceptible dans les affections de l'œil, et dans celles du cerveau ou de ses enveloppes. D'autres fois la faculté de vision est diminuée ou complètement abolie. L'altération de la vue a pour effet, tantôt de fuir la lumière, ce qui constitue la photophobie, ou elle donne lieu à des hallucinations, les malades croient voir alors des objets de nature différente flotter dans l'air : étincelles, mouches, ombres légères ou berlues; tantôt ces objets leur paraissent revêtir des colorations et des formes anormales : rougeâtres dans la pléthore et l'ophthalmie interne, jaunâtres au début de l'ictère. D'autres fois les objets paraissent doubles; ce phénomène porte le nom de dyplopie. La dyplopie est un symptôme qui se rencontre dans la cataracte commençante, dans la méningite et dans l'hémorrhagie cérébrale, et dans le strabisme dont elle est l'effet. Enfin, les objets soumis à la vision ne sont plus vus que de la moitié, et on dit alors qu'il y a hémiopie, ou ils ne sont aperçus que renversés. Ces deux phénomènes optiques, de même que la dyplopie, peuvent survenir dans les empoisonnements par la belladone et même par tous les narcotiques. La vue est, au contraire, diminuée et même abolie dans les maladies organiques du cerveau; dans les cas d'apoplexies moyennes et fortes, d'épanchements extérieurs et intraventiculaires, les malades ne voient plus.

L'ouïe subit aussi des altérations dans l'état de maladie; ainsi elle est exaltée dans les méningites aiguës et diminuée dans les fièvres graves. La vue est seulement pervertie ou complétement abolie dans les inflammations de l'oreille, dans la carie de cet organe avec perforation de la membrane tympanique. D'autres fois les malades éprouvent de fausses sensations, ils entendent par exemple des sifflements, des bourdonnements plus ou moins marqués, des bruits de cloches, du vent ou de musique, le murmure d'un ruisseau, etc. Ces phénomènes n'ont souvent de valeur que s'ils se prolongent plus ou moins longtemps.

L'odorat, rarement exalté, est ordinairement affaibli ou perverti dans les maladies qui ont pour effet de faire perdre à la muqueuse nasale son humidité naturelle, dans les altérations scrofuleuses ou syphilitiques des os du nez, et dans certains polypes de cet organe. Dans l'hystérie, au début de l'aliénation mentale et dans les fièvres ataxiques, les malades perçoivent des odeurs qui ne sont pas senties par les personnes qui les entourent.

Le goût présente diverses altérations : il est affaibli lorsque la langue ne perçoit plus que les saveurs prononcées; il est tout à fait aboli et ne reçoit aucune sensation de saveur, symptôme qui coïncide avec une paralysie complète ou incomplète qui peut n'exister que d'un seul côté de la langue; d'autres fois le goût est dépravé, c'est-à-dire les saveurs habituelles ne sont plus les mêmes. Le dégoût pour les aliments, l'amertume de la bouche, se rencontrent souvent dans l'embarras gastrique et quelquefois dans les fièvres graves. La saveur métallique est un symptôme qu'on observe au début de la stomatite mercurielle. Le goût est nul dans la dernière période de la plupart des fièvres graves où les malades prennent les médicaments les plus amers sans en éprouver la saveur. Il est des cas où le goût est tellement perverti ou dépravé, qu'il fait trouver aux malades une saveur agréable aux choses les plus insipides et parfois même les plus repoussantes, telles que : craie, plâtre, charbon, terre, poivre, ail, assa-fœtida. Ce symptôme qui se rencontre surtout dans l'hystérie, dans la manie, porte le nom de pica, de malacia. On l'observe aussi au début de la grossesse, et dans certaines formes de chlorose.

ARTICLE III.

DÉLIRE.

Le délire est le résultat d'une perversion accidentellement survenue, soit dans une, soit dans plusieurs fonctions intellectuelles. Ce phénomène appartient tout aussi bien à l'état physiologique qu'à la maladie.

Le trouble de l'intelligence peut se traduire au dehors de plusieurs manières : tantôt c'est une exaltation de l'intelligence, comme on l'observe dans la mélancolie où l'imagination et le jugement présentent parfois une fécondité et une supériorité extraordinaires. Vers la fin de certaines maladies aiguës qui doivent se terminer par la mort, on voit quelques malades acquérir une justesse et une précision de langage jusque-là étrangères à ces individus. Tantôt, et c'est le cas le plus ordinaire, il y a affaiblissement de l'intelligence, symptôme qui a lieu dans presque toutes les maladies est surtout dans les maladies aiguës. La diminution intellectuelle porte le nom de démence lorsqu'elle survient chez les personnes habituellement douées de la raison; et celui d'idiotie lorsqu'elle est congéniale. Cette distinction est importante; car il n'y a réellement de délire que lorsque l'intelligence est seulement pervertie sans augmentation ni diminution, et avec perte de conscience.

Le délire se divise en délire aigu et en délire chronique. On a encore admis une subdivision du délire chronique : délire général ou manie, délire partiel ou monomanie. Mais ce qu'il importe ici de noter c'est qu'il constitue une maladie tout à fait à part, qui est connue sous l'épithète de folie ou aliénation mentale.

Le délire est caractérisé, dans la majorité des cas, par une exaltation intellectuelle et une excitation qui se manifeste à la physionomie ; les yeux sont animés, le regard fixe, la face est colorée et rouge, elle est chaude et souvent couverte de sueur. Les artères temporales gonflées battent avec violence ; les malades deviennent expansifs et d'un langage vif, mais presque toujours incohérent; ils sont impatients et veulent se lever lorsqu'ils sont couchés ; quelques-uns parmi eux font des tentatives de suicide.

Bien que le délire soit ordinairement plus fréquent dans les maladies aiguës, graves, et vers la terminaison par la mort des maladies chroniques également graves, on le rencontre encore assez souvent, comme phénomène symptomatique, dans les affections inflammatoires du système thoracique et abdominal; dans le typhus; la fièvre typhoïde et dans les fièvres éruptives.

Le délire est continu ou passager et revient alors à des intervalles égaux. Le délire présente encore des variétés qu'il importe de noter. Ce symptôme porte le nom de subdelirium ou délire doux, lorsqu'il est marqué par un simple changement dans les mouvements, les actes et le langage des malades; il prend le nom de délire furieux,

lorsque ce symptôme est marqué par des cris, des me-
naces ou des chants ; les malades tiennent alors les propos
les plus extravagants et obcènes, ils se fâchent à chaque
instant, et s'emportent contre les personnes absentes. Ils
sont agités et font des efforts pour sortir de leur lit. Notons aussi que le délire peut se présenter alternativement
sous la forme de subdelirium ou sous celle de délire furieux, et que sous la première forme les malades s'aper-
çoivent de leur état et cherchent à se calmer, tandis que
dans le délire furieux, ils ont encore le désir de surmonter
leur altération, mais leurs efforts deviennent inutiles
si le médecin ne les aide pour redresser leur jugement, et bientôt ils retombent dans le même état de
délire.

Au nombre des maladies dans lesquelles le délire constitue un des symptômes les plus communs et les plus importants sont : parmi les maladies des centres nerveux, les
congestions cérébrales, les méningites, les hémorrhagies
cérébrales, les épanchements séreux, les produits étrangers, l'encéphalite ; parmi les névroses, l'hystérie, l'épilepsie ; parmi les fièvres, la fièvre typhoïde, le typhus,
les fièvres continues et les fièvres éruptives ; parmi les
autres maladies et accidents : certaines formes de rhumatismes, des névralgies, des épanchements articulaires, la
péritonite, les empoisonnements par l'opium, les empoisonnements chroniques résultant de l'ingestion de seigle
ergoté, de plomb. Enfin, à la suite d'excès des alcooliques,
on voit survenir le plus ordinairement à la fin de l'ivresse
un état de délire qui est désigné sous le nom de *delirium
tremens*. Ce phénomène est marqué par une gaieté anormale à la physionomie, le pouls est fréquent, la face rouge,
les yeux injectés, tremblement général, délire fort, mais
aussi intense que le délire furieux, insomnie, durée de

delirium tremens de plusieurs jours, diminution après ce temps, ou terminaison du délire par la mort.

ARTICLE IV.

SOMMEIL. COMA.

Le sommeil est presque toujours troublé dans les maladies. Ce trouble est caractérisé tantôt par la prolongation du sommeil, tantôt par sa diminution ou enfin par sa suppression plus ou moins complète. Ce dernier symptôme prend le nom d'*insomnie*.

De toutes les maladies aiguës, celles qui sont le plus constamment accompagnées d'insomnie, sont la fièvre typhoïde et surtout cet état morbide que nous venons de décrire sous le nom de *delirium tremens*.

La somnolence ou l'assoupissement diffère du sommeil parce qu'il est un état intermédiaire entre la veille et le sommeil : ce symptôme se rencontre souvent dans les affections des centres nerveux et dans les fièvres graves. Un autre état est celui qui est caractérisé par un sommeil lourd et profond, dont on tire le malade avec quelque difficulté. Ce symptôme appelé sopor ou cataphora, qui n'est qu'un degré plus avancé de la somnolence accompagne également les mêmes maladies. Le *coma* est un sommeil plus profond dont il est plus difficile et même impossible de tirer les malades. C'est un des symptômes des plus constants et des plus frappants de l'apoplexie cérébrale ; ce sommeil morbide présente deux variétés qui sont : le coma *vigil* et le coma *somnolentum*. Dans le coma vigil les malades sont en délire, ils parlent tous seuls, leurs yeux étant fermés ; si on leur parle, ils les ouvrent, mais pour bientôt les refermer. Dans le coma somnolentum le sommeil morbide est plus grave, l'intelligence plus manifestement opprimée, les malades sont dans un état d'immobilité et de silence, d'où ils ne peuvent sortir qu'au moment de l'excitement, et prononcent alors quelques mots pour retomber aussitôt dans le même état.

On a encore admis différents degrés de sommeil morbide, c'est ainsi qu'on a désigné sous le nom de carus l'état d'insensibilité absolue dont rien ne peut faire sortir les malades, pas même momentanément; et on a nommé léthargie l'état dans lequel le sommeil est plus profond et plus continu, bien qu'il n'y ait pas impossibilité d'éveiller les malades, mais ceux-ci ne sortent de léthargie que pour tomber dans des divagations plus où moins bizarres. Ils n'ont point de mémoire.

Bien que nous ayons mentionné ces variétés de coma, nous devons reconnaître qu'elles ne sont en réalité que les différents degrés d'un même symptôme.

Parmi les maladies dans lesquelles le coma se rencontre constamment et dont il constitue un des symptômes d'une haute importance sont : tous les états caractérisés par de grandes perturbations des centres nerveux, les fièvres graves, les névroses et toutes les lésions cérébrales plus ou moins chroniques qui produisent la compression, la destruction de l'encéphale. Notons enfin que certains médicaments comme les narcotiques et le froid peuvent donner lieu au coma.

CHAPITRE SIXIÈME.

EXAMEN DES SYMPTOMES

FOURNIS PAR L'APPAREIL DIGESTIF.

Tantôt ces symptômes dépendent d'un trouble ou d'une altération de l'un ou de plusieurs organes de la digestion, tantôt ils existent d'une manière sympathique et ils tiennent alors à l'altération d'autres organes.

ARTICLE PREMIER.

EXAMEN DE LA CAVITÉ BUCCALE.

La membrane muqueuse qui tapisse l'intérieur de la bouche perd sa coloration dans les hémorrhagies internes ; cette décoloration est surtout manifeste sur les gencives : la chlorose produit également le même phénomène. Elle est au contraire fortement colorée dans les inflammations, comme on l'observe dans les stomatites aiguës. Cette membrane est recouverte de pseudo-mémbranes molles pultacées dans le muguet des enfants, de pseudo-membranes plus dures et plus étendues dans les affections diphtéritiques de la bouche, et de productions couenneuses minces et peu adhérentes dans les fièvres continues. Enfin, dans quelques cas de maladies chroniques et surtout dans la dernière période de la phthisie pulmonaire, la membrane muqueuse buccale se recouvre d'une exsudation membraneuse molle. D'autres fois la membrane muqueuse présente d'autres altérations, comme les aphthes qui coïncident souvent avec les inflammations chroniques du tube digestif. On observe aussi dans la cavité buccale, tantôt des ulcérations plus ou moins profondes dues à une infection syphilitique comme les chancres, ou à une stomatite mercurielle ; tantôt des fongosités coïncident avec le scorbut. Les gencives participent aux altérations de la membrane muqueuse, elles sont tuméfiées dans la salivation mercurielle et deviennent molles, saignantes et noirâtres dans le scorbut ; dans ces affections elles exhalent une odeur nauséabonde et même repoussante. Les gencives sont pâles, décolorées dans les maladies adynamiques et particulièrement dans la chlorose, l'anémie et les hydropisies passives.

Les dents légèrement jaunâtres et peu altérables chez les personnes douées d'une bonne constitution, deviennent d'un blanc mat ou d'une coloration grisâtre, bleuâtre chez les enfants scrofuleux. Elles sont souvent cariées dans la scrofule, et dans quelques maladies chroniques de l'estomac, elles sont vacillantes, déchaussées dans le scorbut, dans la stomatite mercurielle et quelquefois même dans le simple engorgement gengival. Dans les maladies chroniques les dents paraissent plus allongées qu'à l'ordinaire ; leur bord devient irrégulier dans la fracture de l'os de la mâchoire inférieure. La carie dentaire coïncide souvent soit avec la nécrose de la maxillaire, ou avec une fluxion de joues, soit avec certaines fistules de la face ou l'engorgement des ganglions lymphatiques de la région cervicale. Dans les fièvres continues les dents deviennent d'une susceptibilité particulière qui porte le nom d'agacement, ce phénomène est considéré dans le cours d'une maladie aiguë, comme le résultat d'une altération dans la secrétion muqueuse qui devient par trop acide. Disons enfin que les symptômes fournis par les dents sont tantôt idiopathiques et tantôt liés à l'altération d'autres organes plus ou moins éloignés.

Le voile du palais présente une bifidité qui constitue une complication du bec de lièvre. Cette division est médiane dans un sens entéro-postérieur lorsqu'elle est congéniale.

La luette est tantôt tuméfiée, et tantôt relachée ou allongée (chute de la luette). Cette allongation peut devenir gênante et amener une irritation locale, la toux. Le relachement de la luette a encore pour effet, en se repliant sur la base de la langue, de susciter le besoin d'avaler et de cracher sans cesse les mucosités. Tous ces symptômes ne cèdent souvent qu'à la section de la portion en excès de ce petit organe. D'autres fois la luette devient le siége d'une tumeur dure, de nature squirrheuse. Les amygdales présentent les altérations et les mêmes symptômes que la luette : inflammation, hypertrophie, etc.

La voûte palatine offre aussi à l'examen des symptômes qui sont constitués tantôt par une tumeur dure qui devient énorme sans se ramollir, tantôt moins dure et formée par la membrane palatine, offrant une surface rugueuse et saignante; elle dégénère facilement en cancer.

On trouve dans les Mémoires de l'Académie des Sciences par M. le professeur Jules Cloquet, une division accidendelle du voile du palais, suite d'ulcérations syphilitiques. Cette observation recueillie par M. le docteur A. Godart, rapporte l'histoire d'un négociant étranger ayant eu plusieurs accidents syphilitiques qui n'avaient pas été convenablement traités, et à la suite desquels il s'est manifesté une violente angine et des ulcérations profondes qui ont fini par diviser le voile du palais jusqu'à la portion osseuse.

Notons enfin que la division du voile du palais n'est pas toujours un symptôme de ces ulcérations antérieures, elle peut être congéniale, ou survenir d'une manière accidentelle. M. le professeur Jules Cloquet a rapporté à l'Académie un cas de division accidentelle du voile du palais à la suite d'une d'une quinte de toux.

Le voile du palais peut à son tour être dévié à droite et à gauche; ce symptôme coïncide quelquefois avec la paralysie de la face. Dans la dernière période des maladies chroniques graves on voit survenir des plaques blanchâtres sur le voile du palais et quelquefois aussi sur la langue et dans l'intérieur des joues; d'autres fois c'est un enduit noirâtre qui recouvre toutes les parties de la cavité buccale.

ARTICLE II.

LANGUE.

La langue fournit des symptômes nombreux et importants que nous devons signaler. L'absence de la langue est extrêmement rare. L'adhérence de la langue à la voûte ou au plancher de la bouche est un peu plus commune que son absence totale.

Dans l'état physiologique la langue présente une forme aplatie de haut en bas et arrondie dans sa circonférence. La face supérieure de la langue légèrement grenue est parcourue par un sillon central, qui se termine en arrière par un enfoncement connu sous le nom de *trou borgne de la langue*, dans lequel s'ouvrent les conduits excréteurs. Des côtés du trou borgne partent deux lignes formées par les follicules muqueuses, qui se dirigent en avant de manière à représenter un V. Elle est ordinairement d'une teinte rosée, coloration qui peut quelquefois persister même dans les maladies. Habituellement humide, libre dans ses mouvements, la langue contribue puissamment à la mastication, à la déglutition et à la parole.

Les symptômes fournis par la langue se rapportent ordinairement au volume, à la couleur, à l'humidité et à la motilité, ainsi qu'aux matières étrangères dont cet organe est enduit, enfin à la température, à la sensibilité et à certaines éruptions que présente la langue.

Relativement à son volume la langue peut être considérablement augmentée, remplir toute la cavité buccale, de manière à troubler, à empêcher même la déglutition, la parole et la respiration. Mais cette augmentation exagérée n'a lieu en général que dans les maladies spéciales de cet organe, comme la glossite et le cancer. D'autres fois l'augmentation du volume de la langue est le résultat d'une stagnation de sang, comme on l'observe dans quelques angines violentes. En général, lorsqu'il y a gonflement de la langue, on observe sur le bord de cet organe l'empreinte des dents produite par la compression de l'arcade dentaire. La diminution du volume de la langue, ordinairement le résultat de la contraction de ses muscles, est un symptôme qu'on rencontre dans le typhus et les fièvres graves. La diminution du volume est inégale dans l'hémiplegie; du reste l'atrophie de la langue est un fait assez rare dans la science.

La langue est d'une couleur pâle, décolorée dans la chlorose et dans les hémorrhagies; elle est livide dans les maladies du centre circulatoire. La coloration en rouge n'est pas, quand elle existe, uniforme, et est plus marquée à la pointe et aux bords de la langue; elle peut même n'exister

qu'à ces parties, le milieu de l'organe restant blanchâtre.
Il est à remarquer que les diverses colorations de la langue
peuvent aussi ne dépendre que des enduits qui les recouvrent. Ces enduits occupent presque exclusivement la face
supérieure de l'organe.

La température de la langue ne présente que peu d'éléments importants à la symptomatologie. La langue paraît
plus chaude que d'ordinaire dans les fièvres graves et particulièrement dans la scarlatine. Cette élévation de température a encore lieu dans la glossite, dans la stomatite et
dans la gastrite. La langue devient au contraire froide,
glaciale dans le choléra et, en général, dans la dernière
phase des maladies graves.

Les matières étrangères qui surviennent à la surface de
la langue sont les enduits dont nous devons parler ici. Le
plus ordinairement la couleur de ces enduits est blanche
ou blanchâtre; d'autres fois elle est jaune ou verdâtre,
même noire ou noirâtre. Les enduits de la langue sont
humides ou secs, fuligineux, épais ou minces, adhérents ou
faciles à détacher; disons aussi que ces enduits ne sont pas
toujours uniformement étendus sur toute la surface de la
langue.

Toutes ces nuances, tous ces enduits qu'on observe à
la langue ont une importance plus ou moins grande pour
le médecin et doivent le conduire dans la recherche de la
maladie; ainsi l'enduit blanc ou jaunâtre plus ou moins
épais, a été considéré comme un des symptômes de la
présence dans l'estomac du mucus ou de la bile, la rougeur des bords et de la pointe de la langue a été regardée
comme un symptôme constant de l'inflammation de l'estomac; l'enduit noir comme un signe de la matière putride
dans l'estomac. On ne doit accepter ces croyances qu'avec
une extrême réserve, vu que des recherches récentes et

dirigées dans ce but n'e s'accordent pas avec ces observations. D'après M. Louis, qui analysa un assez grand
nombre de cas de phthisie pulmonaire, rien ne démontre-
rait positivement qu'il existe un rapport exact entre la
coloration de la langue et l'état de l'estomac; la rougeur de
cet organe a été rencontrée par ce savant, autant de fois
chez les sujets ayant l'estomac sain et chez ceux qui avaient
cet organe profondément altéré. Même résultat a été obtenu par M. Louis dans ses recherches sur la fièvre typhoïde. Suivant ce savant l'aspect fendillé de la langue,
sa coloration noirâtre, sa rudesse, doivent se rapporter
principalement à l'intensité en même temps qu'à la durée
du mouvement fébrile, et cela sans tenir aucun compte du
point de départ de l'état fébrile.

La langue est souvent sèche et d'un rouge vif dans certains cas de stomatites qui surviennent à la fin des maladies chroniques, et dans celles qui sont compliquées de
la présence de fausses membranes. Elle est recouverte
d'un léger enduit blanchâtre parsemé de points rouges dans
le cours des fièvres éruptives, et au début de la fièvre
typhoïde. L'humidité et la souplesse habituelle de la
langue sont assez souvent conservées malgré l'enduit blanc,
jaune ou verdâtre qui la recouvre; mais elle devient presque toujours sèche et collante toutes les fois que la couleur des enduits est brune ou noire, phénomènes dont
l'exagération constitue l'état poisseux de la langue. Lorsque
cet état est plus prononcé, la langue devient complétement
sèche, symptôme de mauvais augure dans les maladies
aiguës et chroniques.

La langue présente aussi de petites éruptions, le plus
ordinairement ce sont de petites vésicules plus ou moins
blanchâtres se transformant, par leur rupture, en ulcérations superficielles qui se rapportent aux affections

aphtheuses. D'autres fois ce sont des plaques ou des grains jaunâtres ou blanchâtres, soit pultacés, soit membraniformes et réticulés; dans ces derniers cas ces plaques épaisses et opaques se détachent et se reproduisent de nouveau. Leur apparition et leur persistance dans les maladies chroniques graves, dénotent une terminaison fâcheuse. La langue est encore le siége de petites tumeurs plates, dures, rousses ou grisâtres, circonscrites, qui appartiennent à la syphilis. La langue présente un aspect chagriné, les papilles sont rugueuses et hérissées, comme la langue d'un chat, dans la vérole constitutionnelle. Comme accident de la syphilis on peut citer encore cas ulcérations taillées à pic, d'un gris plombé, qu'on constate sur la langue. Les cicatrices transversales et irrégulières dans la langue avaient été notées par M. Chomel comme un symptôme coïncidant avec l'épilepsie, et comme pouvant aussi être dans quelques cas d'une grande utilité au point de vue séméiotique.

Relativement à la température, la langue devient trèsfroide dans la dernière phase des maladies graves, comme le choléra. Elle est au contraire augmentée dans quelques maladies aiguës; stomatite, glossite, gastrite, scarlatine.

Sous le rapport de la motilité et de la sensibilité tactile, la langue présente dans l'état de maladie des symptômes importants. La difficulté des mouvements se rencontre dans les fièvres graves dont elle constitue un symptôme qui annonce une terminaison par la mort.

Cette difficulté de mouvements, existe également dans la glossite, mais elle n'en constitue pas un signe de mauvais augure, attendu que dans ce cas la gêne de mouvements n'est que le résultat de l'augmentation du volume de la langue. Dans l'hémiplégie la langue est tremblante ou déviée à droite ou à gauche; cette déviation est surtout manifeste lorsque les malades tirent la langue en bas et dedans. Cette altération dans la motilité de la langue peut arriver jusqu'à la paralysie complète de cet organe. Dans ces états pathologiques, la parole est altérée; elle est incertaine, confuse ou tout à fait abolie. L'altération dans la motilité de la langue est dans tous les cas un symptôme de haute gravité, et annoncé ordinairement une lésion plus ou moins profonde des centres nerveux.

Quant à la sensibilité tactile, la gustation est altérée dans les maladies du cerveau, et dans celles surtout qui atteignent le nerf lingual. Cette sensibilité est d'ailleurs troublée dans la plupart des maladies.

ARTICLE III.

DYSPHAGIE.

Dans quelques maladies la mastication de même que la déglutition sont troublées. Ainsi dans la fluxion, et les altérations des dents, dans la gengivite, dans la glossite, dans le rhumatisme temporo-maxillaire, dans les luxations de la mâchoire inférieure et enfin dans la fracture des maxillaires, la mastication devient difficile, pénible, et même douloureuse. La déglution est altérée de deux manières, tantôt on voit les malades en proie à un paroxisme fébrile, avaler les boissons avec une rapidité extraordinaire; tantôt ils ne peuvent boire qu'avec difficulté, symptôme qui coïncide avec les maladies du pharynx, et de l'œsophage, de même qu'avec l'angine, la paralysie et le squirrhe, comme aussi avec la présence d'une tumeur comprimant le larynx et l'œsophage, et avec des corps étrangers dans ces organes. Les affections fébriles graves, l'hystérie, les maladies cérébrales, et celles de la partie supérieure de la moelle épinaire donnent également lieu à la dysphagie. La difficulté de déglutition présente plusieurs variétés : ainsi on voit dans les phlegmasies, avec ou sans tuméfaction du commencement des voies digestives, les substances liquides passer avec peine, mais moins difficilement que les matières solides; d'autres fois au contraire, les liquides sont refusés, tandis que les substances solides comme le bol alimentaire, bien que difficilement, passent cependant et arrivent jusqu'à la cavité stomacale, comme on l'observe dans la paralysie du larynx et de l'œsophage. Dans certains cas de paralysie on voit les boissons entraînées par leur propre poids pénétrer jusque dans l'estomac et produire un bruit semblable à celui de la chute d'un liquide dans un tube inerte; ce symptôme est propre aux moribonds. Enfin dans l'hydrophobie et dans quelques cas d'hystérie et de fièvre typhoïde il y a impossibilité d'avaler les liquides. Il est d'autres troubles de déglutitions qu'il importe de signaler : le bol alimentaire arrive dans l'arrière-bouche au lieu d'être porté à l'œsophage, passe dans les fosses nazales, phénomène qu'on observe souvent dans les affections du voile du palais, ou dans le larynx, comme cela a lieu quelquefois dans les ulcérations de l'ouverture supérieure du larynx, comme aussi chez les personnes qui boivent malgré elles; et dans l'agonie. D'autres fois le trouble de déglutition consiste en des efforts continuels sans qu'il y ait réellement d'aliments dans la bouche ; ce phénomène se rencontre souvent dans la chute de la luette et quelquefois aussi dans les affections typhoïdes et hystériques.

Article IV.

TROUBLES DE LA DIGESTION.

Dans l'état de maladie, la digestion stomacale est ordinairement ralentie. Elle est faible et accompagnée de pesanteur épigastrique, et d'un malaise général, surtout après l'ingestion des aliments. Ces troubles des fonctions de l'estomac constituent un état particulier qui porte le nom de dyspepsie. Les phénomènes qui l'indiquent sont les nausées, les renvois, les regurgitations, les vomissements, la pesanteur et la douleur épigastriques. La dyspepsie, quoique propre aux affections .de l'estomac, peut accompagner plusieurs autres maladies.

Les nausées sont constituées par un simple désir de rendre ou de vomir les matières contenues dans la cavité stomacale, tandis que les vomiturations consistent dans des efforts inutiles d'évacuer cette cavité. Ces deux symptômes appartiennent principalement aux affections du tube digestif.

Les *renvois* consistent à rejeter par régurgitation les *substances solides, liquides* ou *gazeuses.*

Les renvois des substances solides, presque toujours accompagnées d'une certaine quantité de liquide, sont formés par des résidus des digestions précédentes qui n'ont subi aucun degré d'élaboration. Ces renvois sont parfois liquides et gazeux. Le rejet des liquides qui arrivent par gorgées dans la bouche .est aigre dans le cancer de l'estomac, acre et brûlant dans la pyrosis et amer dans l'embarras bilieux. Quant aux rapports gazeux, quelquefois inodores, ils exhalent l'odeur des œufs pourris, celle des substances alimentaires du dernier repas, ou enfin ils sont rances et repoussants comme dans les indigestions.

La différence qu'on établit entre les renvois et la régurgitation consiste en ce que celle-ci est l'acte par lequel les liquides ou les gaz, et rarement les solides, remontent par gorgées de l'estomac ou de l'œsophage dans la bouche sans les efforts qui existent dans le vomissement; tandis que les renvois sont l'effet de la régurgitation.

La *rumination* ou le mérycisme consiste en une double mastication des aliments ramenés dans la bouche, par une contraction spasmodique de l'estomac et de l'œsophage. Ce symptôme coïncide, chez les vieillards, avec des affections des centres nerveux.

Le vomissement, plus compliqué que les phénomènes que je viens de décrire, est l'acte par lequel les matières solides ou liquides renfermées dans la cavité stomacale sont rejetées avec efforts au dehors par la bouche, sous l'influence d'un refoulement épigastrique. Cette expulsion des substances contenues dans l'estomac est ordinairement précédée de nausées, d'un état de malaise général; le facies devient tour à tour pâle et rouge, les yeux sont larmoyants, le pouls petit, concentré, et les extrémités froides; mais une fois le vomissement opéré, cet état fait place à un bien être général, le pouls commence à se développer.

Relativement à son mécanisme, on pense que le vomissement est l'effet de la pression qu'éprouve l'estomac par les contractions spasmodiques du diaphragme et des muscles abdominaux, de sorte que l'estomac resterait complétement dans l'état d'inertie; quant à l'œsophage, il deviendrait passif et laisserait passer ainsi toute matière rejetée par l'estomac. Quoi qu'il en soit, le vomissement est un symptôme qui a lieu dans des circonstances très-diverses, et c'est tantôt l'estomac lui-même qui en est le point de départ, tantôt il a son origine dans d'autres points de l'économie.

Les maladies dans lesquelles le vomissement se rencontre sont: d'une part, l'indigestion, l'embarras gastrique, la gastrite, le ramollissement de la membrane interne de l'estomac et le cancer de cet organe; et d'autre part, les diverses formes de péritonites, les inflammations et les lésions des intestins, du foie, des reins, de la vessie, du tissu cellulaire des fosses iliaques et de l'ultérus; les hernies, l'invagination et l'occlusion des intestins, les coliques hépatiques, néphrétiques et saturnines; et dans l'état physiologique le vomissement coïncide avec la grossesse. On l'observe également dans les maladies pectorales, telles que : coqueluche, angine, bronchite aiguë, phthisie pulmonaire.

Le vomissement peut exister aussi dans les névroses et les affections cérébrales ou dans les fièvres éruptives et surtout au début de la variole. Dans toutes ces diverses maladies, les matières expulsées par le vomissement diffèrent sous le rapport de leur nature, de leur consistance, de leur quantité, de leur odeur, de leur saveur et de leur couleur. Disons aussi que le vomissement est sollicité tantôt par une ingestion d'un liquide, d'une matière quelconque, tantôt il est excité par des efforts de toux. Le vomissement s'opère facilement dans un cas, il soulage même le malade, tandis que d'autres fois il est fatigant, pénible.

Les matières vomies présentent des différences qu'il importe de noter ici; en effet, elles sont formées par des résidus de la digestion, comme on l'observe au début des inflammations, tantôt des mucosités, de la bile, des médicaments ingérés, des substances vénéneuses comme dans les empoisonnements. Le vomissement est composé de sang liquide ou de sang coagulé, quand ce symptôme dépend directement d'une altération de l'estomac; d'une matière pultacée, noirâtre quand le vomissement est le symptôme d'un cancer de l'estomac. Il est purulent ou composé de pus dans le cas d'abcès dans la cavité de cet organe ; le vomissement est formé de matières fécales quand il y a occlusion intestinale. Les matières rejetées par l'estomac sont comme de l'eau de riz ou du petit lait dans le choléra asiatique. Enfin les matières vomies contiennent quelquefois des corps étrangers, des vers lombricoïdes, des hydatides, des portions de kystes, des fausses membranes, et des calculs biliaires, etc. Quant à la consistance des matières rejetées par l'estomac, elle est également très-diverse. Ordinairement liquides, les vomissements sont tantôt d'une consistance aqueuse, tantôt visqueuse et épaisse. Les matières vomies contiennent quelquefois une certaine quantité de gaz et de matières solides, symptôme qui coïncide avec une indigestion ; quant à l'odeur et à la couleur, elles varient suivant la nature des matières rejetées par le vomissement.

ARTICLE V.

TROUBLES DES FONCTIONS INTESTINALES.

Les symptômes qui se rapportent à ces fonctions sont : la constipation, la diarrhée, les coliques, les ténesmes, les gargouillements, les borborygmes, et la nature des évacuations alvines.

L'excrétion de ces matières ou la défécation est l'acte par lequel le résidu des matières alimentaires contenues dans le rectum est rejeté par l'orifice anal.

Le cours des matières fécales est ralenti dans la constipation, et accéléré dans le dévoiement. La constipation et la diarrhée sont des symptômes qui coïncident presque avec toutes les maladies. Ces deux symptômes peuvent se succéder l'un à l'autre d'une manière alternative; l'un et l'autre peuvent avoir une durée plus ou moins longue. Il y a des personnes chez qui la constipation devenue un état normal, la défécation n'a lieu alors que tous les 5, 8, 10 et 15 jours, sans préjudice apparent pour leur santé. Mais le plus ordinairement la constipation dépend d'un état morbide, et lorsq'elle persiste, l'intestin, dilaté outre mesure, rejette quelquefois par la bouche les matières dont il ne peut se débarrasser par l'anus. Ce phénomène complexe, caractérisé par le rejet des matières fécales par la bouche, est un symptôme qui dépend ordinairement d'une occlusion intestinale, et annonce alors l'invagination, l'étranglement externe ou interne, le rétrécissement squirrheux, la compression des intestins par une tumeur voisine et hors de leur cavité, ou un corps étranger dans leur conduit; enfin un amas de matières très-dures et volumineuses servant de bouchon à l'extrémité inférieure des intestins, comme on l'observe chez les gens âgés, et chez qui cet obstacle au cours intestinal peut déterminer un état de fièvre hectique et même la mort.

Chez d'autres, au contraire, les excrétions sont tellement fréquentes que la défécation a lieu involontairement, à tel point que les malades sont quelquefois obligés d'avoir constamment un bassin sous eux; exemple : le choléra. D'autres fois, moins fréquente, la diarrhée survient dans le cours des phlegmasies, dans la fièvre typhoïde et presque à la fin de toutes les maladies chroniques accompagnées de fièvres hectiques. Enfin on voit quelquefois, dans le cours d'une maladie, la diarrhée être suivie d'une amélioration dans l'état des malades, et constituer ainsi une crise heureuse ; exemple : embarras gastrique, fièvres éphémères et certaines hydropisies.

L'excrétion des matières intestinales est quelquefois
l'objet de certains phénomènes qui méritent d'être notés ici.
Ce sont des douleurs plus ou moins aiguës, plus ou moins
durables qui se font sentir tantôt dans les intestins, tantôt
dans le rectum et dans l'anus, et même dans toutes ces
différentes parties du tube intestinal. Ces douleurs, presque toujours continues dans le cas de constipation plus ou
moins éloignée, dans le cas de dévoiement, manquent
quelquefois au début de ce dernier cas. Elles se manifestent dans la diarrhée établie par intervalles plus ou moins
longs, et parfois avec une intensité de plus en plus croissante. Il est des cas où le besoin de défécation se fait sentir
à chaque instant, les malades éprouvent une pesanteur
douloureuse dans l'anus, et un besoin irrésistible d'aller à
la garde-robe, sans qu'ils puissent parvenir à le satisfaire;
leurs efforts inutiles n'aboutissent qu'à expulser une petite
quantité de matières. Cette sensation très-douloureuse,
qui porte le nom d'épreinte ou de ténesme, est surtout fréquente dans les hémorrhoïdes, dans l'état de grossesse
et surtout dans la dysenterie, dont elle est un des symptômes caractérisques. La défécation involontaire a lieu de
plusieurs manières : c'est tantôt parce que les malades
n'ont pas assez de forces pour retenir les matières intestinales, tantôt parce qu'ils n'en ont réellement pas la conscience, comme on l'observe dans certains cas de maladies
du cerveau. D'autres fois, les malades, croyant rendre des
gaz, laissent échapper involontairement des matières fécales liquides, phénomène qui est également fréquent dans
les dégénérescences squirrheuses du rectum. Ailleurs, les
évacuations involontaires peuvent coïncider avec la violence des inflammations aiguës et avec le délire des maladies chroniques graves. Enfin, il est d'autres circonstances
dans lesquelles cette incontinence de défécation survient

à la suite d'une déviation des voies naturelles ; exemple : anus contre nature, anus artificiel pratiqué pour cause d'imperforation où d'oblitération de l'intestin rectum. Les perforations accidentelles dues à des fistules stercorales, les déchirures où les séparations de la cloison recto-vaginale, de même que l'absence du sphincter anal, donnent également lieu à la défécation involontaire.

Il nous reste à parler des caractères que présentent les matières excrétées. Elles sont liquides dans les diarrhées séreuses, glaireuses, muqueuses, de la consistance du blanc d'œuf, dans les entéro-colites chroniques ; formées de matières laiteuses et blanchâtres ressemblant à du chyme dans le flux cœliaque. En général, plus les évacuations sont fréquentes, plus les excréments sont liquides. Ces matières sont quelquefois mal digérées, reconnaissables à leur aspect alimentaire, comme dans la lienterie ; elles passent même dans le tube intestinal sans éprouver aucune modification, symptôme qui coïncide avec une altération plus ou moins grave dans le tissu des intestins et coïncide avec la tuberculisation du mésentère. Les selles peuvent contenir, outre la bile, des stries de sang dans certaines diarrhées très-fréquentes ; elles sont formées de mucosités glaireuses dans la dysenterie ; elles sont sanguinolentes ou formées par du sang pur et rouge provenant du rectum dans les flux hémorrhoïdaux, et par du sang noir et altéré lorsqu'il provient de l'estomac, d'une hématose ; symptôme qui coïncide tantôt avec la fièvre typhoïde, tantôt avec le cancer stomacal. Du sang noirâtre, dissous et fétide dans les fièvres graves, et en particulier dans la fièvre typhoïde, ce qui dénote alors l'ulcération des glandes de Peyer. Elles sont formées de pus, et il importe alors de distinguer si le pus est seul en même temps qu'en grande quantité, où bien s'il n'existe qu'en forme de stries à la surface des excréments; dans ce dernier cas, il dénote une fistule ou une fissure à l'anus; tandis que dans le premier cas il indique qu'un abcès s'est ouvert dans la contiguité des intestins et s'est fait passage dans le tube intestinal. Le pus existe encore dans des cas de vastes ulcérations intestinales.

Divers corps étrangers, des vers, des fausses membranes peuvent encore être expulsés par la défécation et se trouver dans les matières fécales, comme on l'observe dans la gangrène intestinale. N'a-t-on pas vu quelque invagination intestinale guérir spontanément par l'expulsion de la portion étranglée et gangrenée !

Les excréments présentent plus de dureté qu'à l'ordinaire dans la colique saturnine et dans le cancer de l'estomac. Sous le rapport de leurs formes, les fèces sont rubanées, aplaties et comme passées à la filière, de manière à présenter exactement la forme et la mesure du rétrécissement de l'intestin, comme on l'observe dans le cancer du rectum.

CHAPITRE SEPTIÈME.

EXAMEN DES SYMPTOMES

FOURNIS PAR L'APPAREIL CIRCULATOIRE.

ARTICLE PREMIER.

COEUR.

Suspendu dans la cage thoracique, le cœur est de tous les organes le plus libre de l'économie. En effet, situé derrière la moitié gauche du sternum, derrière et près des insertions sternales des côtes supérieures gauches, attaché seulement par sa base, il se trouve indépendant de toute adhérence dans le reste de son étendue. Il n'a pour tout moyen de connexion avec le reste du corps, que les gros vaisseaux qui se trouvent à sa partie élargie.

Le cœur doit être examiné relativement à sa situation, à ses rapports et à ses cavités. On doit le considérer comme double, formé par l'accolement de deux cœurs simples, divisés chacun en deux cavités; dont l'une est l'oreillette à parois minces, près de la base du cœur, recevant la première le sang que doit transmettre ce viscère; l'autre, le ventricule, au-dessous de la première, à parois plus épaisses, reçoit une quantité de sang et la transmet par une impulsion aux parties qui doivent absorber ce sang. Le ventricule droit, chargé d'envoyer le sang au poumon, a ses parois moins épaisses que le ventricule gauche qui est destiné à pousser ce liquide vers tous les points de l'économie animale. L'oreillette une fois remplie de sang chasse ce liquide dans le ventricule, qui le lance à son tour; c'est-à-dire, le ventricule droit dans le poumon par l'artère pulmonaire, et le ventricule gauche dans tous les points du corps par l'aorte. Arrêtons-nous ici un moment pour y revenir tout à l'heure, et examinons en passant le volume et les rapports que le cœur a dans l'état de santé, afin de les étudier au point de vue pathologique.

D'après Laennec et M. le professeur Bouillaud, le cœur est environ du volume du poing de la personne qu'on examine; et quant à son poids, il est évalué, en moyenne, à une demi-livre ou 250 grammes.

La base et la pointe du cœur se trouvent, la première, en partie sous le sternum et en partie vers le cartilage de la deuxième côte gauche; et la seconde, ou la pointe au niveau du quatrième espace intercostal, de manière à avoir avec le mamelon, chez les deux sexes, un rapport invariable. Circonscrite dans une étendue en général de 3 à 4 centimètres, la pointe du cœur se trouve donc placée à la fois au-dessous du mamelon et en dedans d'une verticale qui passerait par ce point. Suivant les recherches de M. le docteur Verneuil, la pointe du cœur répondrait le plus ordinairement, dans l'état de repos, au quatrième espace intercostal ou tout au plus au niveau de l'union de la cinquième côte avec son cartilage.

Quoi qu'il en soit, ce qui doit surtout nous occuper au point de vue de la symptomatologie, c'est l'extrême facilité avec laquelle la pointe du cœur, libre dans ses mouvements, peut se porter vers différentes directions et changer ainsi continuellement de place. Ces déplacements sont surtout remarquables dans l'état morbide; exemple: dans le cas d'une tumeur, ou d'un épanchement plus ou moins considérable dans l'une des cavités de la poitrine, dans le médiastin et même dans le ventre, le cœur peut subir des déviations et même un véritable déplacement; une transposition générale des viscères peut également produire le même effet. Notons aussi que le cœur, suspendu par sa base seulement, peut subir, dans l'état physiologique, des déviations passagères qui sont dues à la réplétion des organes voisins, comme l'estomac, qui, situé et appuyé à la fois sur le diaphragme, subit tous les mouvements de ce muscle.

La base du cœur et les orifices auriculo-artériels se trouvent placés en regard de l'articulation du cartilage de la 2e ou de la 3e côte gauche avec le sternum, de sorte que, dans l'état morbide, c'est dans ce point qu'on entend surtout les bruits anormaux dont ils peuvent être le siége. Les rapports des orifices auriculo-ventriculaires, ceux de la face postérieure du cœur sont les mêmes, c'est-à-dire qu'ils se trouvent au-dessus du sternum et voisins du diaphragme, aussi est-ce à la pointe du cœur, c'est-à-dire à l'épigastre qu'on perçoit le maximum d'intensité des bruits auriculo-ventriculaires.

Quant aux bords du cœur, il importe d'en indiquer les principaux rapports; le bord gauche, en dedans du mamelon, s'étend obliquement du haut en bas et de droite à gauche, depuis le bord inférieur de la 2e jusqu'à la 5e côte gauche; le bord droit, en partie caché sous le sternum, répond surtout au foie et au colon traversé dont il est séparé par le diaphragme.

Quant aux autres rapports, notons également que la base et les gros vaisseaux du cœur sont le plus ordinairement recouverts en totalité par le poumon gauche; il couvre également le côté gauche du cœur jusqu'à la pointe qui reste seule dégagée. Le côté droit du cœur est recouvert par le poumon droit; c'est-à-dire que ce poumon s'avance jusqu'au milieu du sternum, pour envelopper une partie du côté droit de la base du cœur, côté appelé *région des oreillettes* qui ne se dégage que dans les cas de dilatation considérable. On voit d'après ces rapports que le cœur n'est réellement en contact avec les parois thoraciques que dans une très-minime étendue, et que, dans toute sa circonférence, la matité obtenue par la percussion restera plus ou moins modifiée suivant la sonorité ou la matité des organes qui environnent ce viscère. De sorte que cette matité n'aura que trois ou quatre centimètres dans le sens vertical et dans le sens transverse, à gauche du sternum et vers la 3e et la 4e côte; tandis qu'il y a sonorité au-dessus et au-dessous, sonorité qui tient en haut au poumon et en bas à l'estomac. Mais en percutant un peu plus fortement dans le premier cas, et un peu légèrement dans le second, on peut encore obtenir un certain degré de matité que limite assez exactement l'étendue du cœur.

Le cœur est le siége des mouvements continus, alternatifs et réguliers qui sont surtout perceptibles à la pointe de cet organe. Ces mouvements sont accompagnés d'une percussion ou choc contre la paroi thoracique et d'un double battement accompagné de bruit de tic-tac. En effet, tous les mouvements du cœur consistent essentiellement en deux mouvements contraires et alternatifs, dont l'un est représenté par la contraction des cavités ou la systole, et l'autre par la dilatation des cavités ou la diastole. Le choc, résultat de la percussion de la pointe du cœur, est

presque toujours perceptible à la vue et à la main. Isochrone aux battements du cœur, il coïncide avec la systole,
avec le premier bruit de cet organe et avec les pulsations
de l'artère radiale. Le tic-tac du cœur peut être divisé en
deux battements bien distincts, rapprochés l'un de l'autre,
et semblables à la perception des râles vibrants ou sonores.
On peut comparer encore la sensation communiquée par
le tic-tac à celle du gargouillement intestinal non sonore.
Enfin ces deux battements qui constituent le tic-tac, sont
suivis d'un repos assez long; ces deux battements isochrones au premier et au deuxième bruit du cœur correspondent à la systole et à la diastole.

Le choc de la pointe du cœur a soulevé plus d'une dis-
cussion et a donné lieu à des théories plus ou moins in-
génieuses. La première de ces théories, qui veut établir
que le choc de la pointe du cœur a lieu pendant la diastole,
est la plus ancienne, et l'autre, que ce choc est un phénomène qui a lieu pendant la diastole, est celle à laquelle se
rallient M. Pigeaux et M. Beau. D'après M. Beau, il n'y a
pas dans la systole de projection de la pointe cardiaque
en avant; la systole ventriculaire consiste en un raccourcissement des parois ventriculaires distendues pendant la
diastole; la pointe du cœur contribue à ce raccourcissement en se portant, non pas en avant, mais de dehors en
dedans et de bas en haut. On n'observe de mouvement de
projection qu'immédiatement avant la systole, c'est-à-dire
pendant la diastole; ce mouvement est caractérisé par
l'allongement des fibres ventriculaires, et se fait en avant
en même temps qu'en bas, et latéralement. Un grand nombre de physiologistes modernes, ont donné leur appui à
la théorie du choc diastolaire, et parmi eux on peut citer
M. Verneuil. D'après lui, la base du cœur étant sup-
posée presque immobile, le raccourcissement de la masse

ventriculaire est l'effet de l'action des fibres unitives superficielles des faces antérieure et supérieure, puis des
fibres profondes qui forment les colonnes charnues verti-
cales et la cloison ventricule, de même que le résultat
en anses propres à chaque ventricule; c'est-à-dire que
le raccourcissement est dû à l'action de tous les fibres
parallèles à l'axe des ventricules. Le rétrécissement du
diamètre tranverse des cavités ventriculaires est l'effet de
l'action des fibres transversales ou circulaires, mais ces
fibres s'inclinant toujours de la base à la pointe, concourent aussi pour leur part au raccourcissement du cœur et
à son mouvement spiroïde. Or, toutes les fibres du cœur
sont synergiques, toutes se contractent en même temps et
concourent, chacune dans une certaine limite, à l'accomplissement de ces actes appréciables de la systole : raccourcissement du cœur, rétrécissement de ses cavités;
déviation de sa pointe en haut, à droite, en avant, mouvement spiroïde ou en arc de cercle de gauche à droite, dépression de la base. Enfin, M. Verneuil fait remarquer que,
pendant les mouvements de la locomotion systolaire, la
pointe cardiaque, bien que portée en avant, ne frappe
cependant pas les parois thoraciques; et que cette pointe
se borne à exécuter un mouvement de bas en haut derrière
cette paroi, et comme dans l'état de repos elle correspond
à la cinquième côte ou même à la quatrième côte, dans le
lieu de réunion du cartilage et de l'os. A la locomotion
systolaire succèdent bientôt des phénomènes de la locomotion diastolaire; alors la masse ventriculaire se dilate et augmente de volume, la pointe du cœur s'écarte de la base et
s'éloigne de la face antérieure; c'est-à-dire, la pointe subit
un mouvement de bascule en arrière, elle s'affaisse et
s'enfonce vers le rachis pour décrire ainsi un arc de cercle
de droite à gauche; la base du ventricule droit redevient

plus saillante en avant. Il résulte de cette explication que le choc de la pointe du cœur contre la paroi thoracique n'a lieu que pendant l'éloignement de l'organe et l'abaissement de la pointe, choc qui est dû à l'entrée du sang dans la cavité ventriculaire. Le choc de la pointe attribué ainsi aux phénomènes de la locomotion diastolaire ne semble pas parfaitement démontré, aussi tous les physiologistes ne sont-ils pas d'accord sur ce point.

Quant à la théorie qui attribue ce choc au redressement de la pointe du cœur, elle est fondée sur la coïncidence de cette percussion avec les battements des artères et sur le résultat des vivisections et sur celui des cas d'ectopie du cœur, par absence du sternum. M. le professeur Cruveilhier a rapporté l'observation d'un cas remarquable d'ectopie chez un enfant nouveau-né, où l'on pouvait constater la projection de la pointe du cœur en avant pendant les phénomènes de la locomotion diastolaire. Disons enfin que les savantes et nombreuses expériences de M. le professeur Bouillaud, contraires à la première théorie, s'accordent parfaitement avec celle qui fait coïncider le choc de la pointe en avant avec la systole.

Les mouvements intérieurs du cœur, si bien étudiés par M. Bouillaud, consistent, d'après ce savant médecin, dans l'abaissement et le redressement alternatifs des valvules de chacun des orifices auriculo-ventriculaires et artériels; le mécanisme du jeu de ces valvules n'est pas le résultat des mêmes puissances. — Ainsi ce n'est que dans les valvules auriculo-ventriculaires, que le mouvement de redressement a pour agent principal, sinon pour unique agent, la contraction des colonnes charnues dont la disposition est telle qu'elles constituent de véritables muscles destinés à mouvoir les soupapes du cœur. Or, la contraction de ces faisceaux charnus est nécessairement isochrone à la systole ventriculaire, puisque ces faisceaux charnus se confondent avec les fibres des parois ventriculaires et affectent seulement une direction appropriée à leurs usages. Mais au moment où s'opère la systole ventriculaire, les valvules auriculo-ventriculaires sont dans cet état d'abaissement qu'avait exigé l'introduction du sang dans les ventricules ; donc la contraction des colonnes charnues qui s'insèrent aux valvules a pour effet le redressement de ces soupapes.

Les mouvements d'abaissement et de redressement de ces valvules s'exécutent suivant un ordre déterminé de succession et de coïncidence qui constitue le rhythme du cœur. D'après M. le docteur Beau, ce viscère subit deux mouvements alternatifs d'ampliation ; l'un, inférieur, a lieu dans le ventricule ; l'autre, supérieur, s'exécute dans l'oreillette et dure plus que le premier. Ces deux mouvements sont composés chacun de deux mouvements particuliers, l'un de dilatation et l'autre de contraction :

MOUVEMENT INFÉRIEUR.	MOUVEMENT SUPÉRIEUR.
Dilat. ventr. Contract. ventr.	Dilat. Oreill. Repos. Contract. Oreill.

Ainsi : contraction de l'oreillette, dilatation du ventricule, contraction du ventricule ; de ces trois mouvements les deux premiers sont isochrones et le troisième succède immédiatement aux deux premiers mouvements ; l'ensemble de ces mouvements constitue le *premier temps*. Le *second temps* est formé par l'abaissement des valvules semi-lunaires et par l'irruption brusque du sang des veines dans l'oreillette, de sorte qu'il y a deux mouvements qui s'exécutent d'une manière isochrone. Enfin, la réplétion entière de l'oreillette constitue le troisième temps.

Si l'on applique l'oreille sur la poitrine, on perçoit un double bruit appelé *tic-tac* du cœur. Chez quelques individus ces deux bruits sont tellement prononcés qu'il semble qu'on tient le cœur dans la main et qu'on le sent se contracter et se dilater tour à tour. Rapprochés l'un de l'autre, ces deux bruits sont séparés par un très-faible intervalle et suivis d'une interruption plus longue. Ils se reproduisent à intervalles égaux et chaque double bruit correspond à une pulsation du pouls artériel. Le premier bruit, assez profond, sourd et prolongé, se perçoit particulièremont au niveau de la pointe du cœur; son maximum d'intensité est au-dessous du mamelon. Ce bruit porte le nom de *bruit inférieur*. Le second bruit, plus superficiel, plus clair et plus bref que le premier, se fait entendre surtout à la base du cœur, au niveau de l'articulation de la deuxième côte avec le sternum. On lui donne le nom de *bruit supérieur*. Relativement à leur rhythme, ces deux bruits du cœur sont séparés par un court intervalle qu'on désigne sous le nom de *petit silence* et suivis d'un plus grand qu'on nomme *grand silence* du cœur. Disons enfin que chaque couple de bruit avec le *petit* et le *grand silence*, se nomme un *battement* ou une *révolution* du cœur, et que chaque révolution ou battement de cet organe correspond à une seule pulsation artérielle; après le grand silence un nouveau battement recommence. Ces battements se répètent régulièrement, il s'en produit environ 60 par minute, ce qui fait quatre battements par respiration.

Ne pouvant nous appesantir d'avantage sur des considérations physiologiques nous donnons, ici, pour passer immédiatement à la question de pathologie, un tableau d'après la théorie de M. Beau, afin d'avoir une idée sur la succession des mouvements du cœur, des bruits et des temps : .

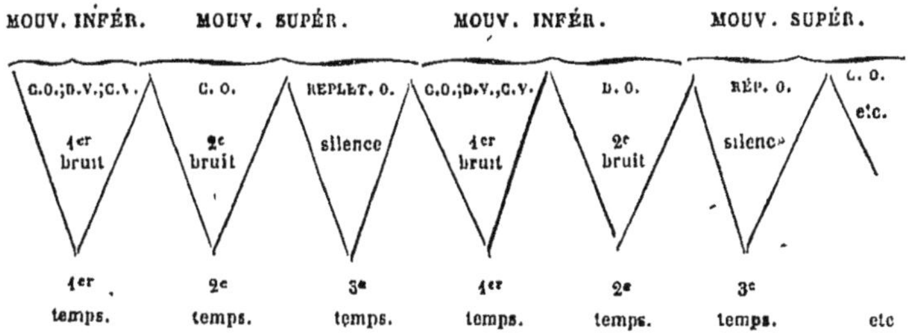

Maintenant que nous avons passé en revue les phénomènes physiologiques de l'appareil central de la circulation il nous reste à examiner cet appareil dans l'état de
maladie, c'est-à-dire tout ce qui se rapporte à la symptomatologie du cœur.

Article II.

CIRCULATION SANGUINE.

Dans l'état de maladie, le cœur présente une infinité
de symptômes dont nous décrirons ici les principaux. Il
arrive que les battements du cœur se font entendre dans
une étendue plus petite qu'à l'ordinaire, comme cela a lieu
dans quelques cas d'atrophie. Ces battements peuvent
être perçus dans des points tout différents de ceux où on
les entend naturellement, phénomène qui est dû à la
transformation générale des viscères. D'autres fois le déplacement du cœur est dû à la présence d'une tumeur plus
où moins volumineuse, ou à l'épanchement d'un liquide
dans l'un des côtés de la cavité thoracique, dans le médiastin, ou dans la cavité abdominale. Le choc du cœur
est augmenté dans l'hypertrophie, et la force de cette impulsion est en raison directe de l'épaisseur des parois cardiaques. La tête de l'observateur éprouve, pendant l'auscultation, un véritable soulèvement: remarquons cependant

qu'il n'est pas très-rare d'observer des individus atteints d'hypertrophie considérable du cœur sans augmentation des battements de cet organe; il est même des cas où ces battements sont plus faibles qu'à l'ordinaire. L'absence du choc, comme l'absence du bruit du cœur là où on les entend naturellement, est tantôt l'effet de la faiblesse naturelle des contractions de ce viscère, tantôt de ce que cet organe plongé dans le médiastin se trouve recouvert en entier par les poumons. Cette disposition anatomique, qui n'est pas très-rare, peut aussi dépendre d'un emphysème pulmonaire. Disons enfin que les battements du cœur sont affaiblis ou nuls dans des cas d'accumulation de sérosité dans la cavité du péricarde. Les bruits du cœur sont altérés relativement à leur timbre, à leur nature ou à leur durée; rarement les deux bruits sont altérés à la fois. Ils sont sourds, masqués, comme étouffés dans certaines hypertrophies considérables, dans l'épaississement des valvules. Il en est de même lorsque le jeu des valvules est gêné par la formation de quelques caillots. Ces modifications pathologiques des bruits du cœur sont désignées par M. Bouillaud sous le nom de *bruit de parchemin*. Il arrive très-fréquemment que les bruits du cœur sont remplacés ou masqués par un bruit anormal connu sous le nom de *bruit de souffle* ou de *soufflet*.

Le bruit de souffle peut exister dans presque toutes les maladies du cœur, de sorte qu'il n'appartient à aucune de ces maladies d'une manière particulière; il peut manquer même dans les cas les plus graves de ces affections, et surtout dans les retrécissements des orifices. Le bruit du souffle coïncide avec les hypertrophies et particulièrement avec les hypertrophies concentriques, avec les phlegmasies du péricarde, etc., et surtout avec les retrécissements fibreux, cartilagineux ou osseux des orifices et avec l'insuffisance des valvules. Enfin le bruit de souffle existe souvent sans lésion organique, comme dans les palpitations nerveuses, chez les personnes pléthoriques, chez les femmes enceintes, et surtout dans la chlorose, l'anémie. On voit par là que le bruit du souffle n'est pathognomonique d'aucune maladie du cœur en particulier, et que seul il n'a aucune valeur au point de vue du diagnostic. Or, il importe de connaître deux bruits du souffle, l'un chlorotique et l'autre organique.

Relativement à leurs caractères, les bruits du cœur présentent dés variétés qui portent les noms du bruit de *scie*, de *lime*, de *râpe* et de *bruit musical*.

Pendant qu'on observe ces bruits, si l'on applique la main sur la région du cœur, on perçoit souvent une infraction particulière qui porte le nom de *frémissement cataire*. Ces bruits anormaux coïncident le plus ordinairement avec les retrécissement des orifiées, et surtout lorque les valvules présentent des indurations crétacées, rugueuses, inégales. Ils existent cependant dans les cas d'anémie et après les saignées abondantes (Chomel, Marschall–Hall).

Le bruit de souffle ést ordinairement borné à une petite étendue, il est limité à la base et à la pointe du cœur; d'autres fois il est plus étendu, mais encore y a-t-il un endroit où on l'entend mieux. Il est des cas où le bruit du souffle se prolonge quelquefois dans les vaisseaux des membres.

Il est une autre variété de bruit de souffle que Laennec appelait *bruit de cœur*, et qu'il attribuait à la présence de quelques bulles de gaz dans le péricarde; d'après le docteur Collin, ce bruit dépendrait des fausses membranes dont la formation coïnciderait avec une péricardite. C'est ce bruit que M. Bouillaud a désigné sous le nom de *frôlement*. Lorsque ces fausses membranes passent à

l'état de plaques fibro-cartilagineuses, le bruit qu'on entend alors à l'auscultation est plus dur et plus rude ; c'est
le bruit de *râclement* de M. Bouillaud.

Le bruit de soufflet ou de souffle coïncide tantôt avec le
premier, tantôt avec le second des bruits du cœur. Il existe
plus souvent avec le premier qu'avec le second. Il arrive
aussi qu'on trouve deux bruits de souffle, un à chaque
temps.

Le bruit de souffle peut exister d'une manière permanente ou intermittente. Sa force est quelquefois égale
pendant toute sa durée, ou elle augmente ou elle diminue.

Dès la découverte du bruit du soufflet ou du souffle,
Laennec faisait dépendre ce symptôme de la difficulté qu'é-
prouvait le sang à passer dans les cavités ou les orifices
du cœur ; c'est-à-dire au frottement du sang contre les parois formant obstacle au passage de ce liquide. Ce médecin
a établi deux catégories de bruits de souffle : souffle idiopathique ou sans lésion, et souffle par obstacle mécanique
dont l'explication se renfermait dans un état spasmodique
du cœur. M. le professeur Andral qui fait, à l'exemple de
Laennec, dépendre le bruit de souffle des obstacles, des
rétrécissements, admet néanmoins deux autres espéces de
bruits de souffle, dont l'un coïncide avec l'altération du
sang, et l'autre avec diverses névroses, comme l'hystérie,
l'épilepsie, etc. Quant à M. le professeur Bouillaud, il
n'admet que deux catégories de souffle ; dans la première
il y a lésion organique, dans la seconde modification dans
la qualité ou la quantité de sang (chlorosè, anémie). Et, en
effet, les bruits de souffle observés dans les cas de névroses
étant extrêmement rares, il est plus rationnel de les attribuer aux lésions organiques ou aux altérations du sang.
D'ailleurs, M. Bouillaud a démontré que le bruit de souffle était un symptôme qui coïncidait le plus particulière-

ment avec la diminution de la densité du sang. Il y a donc deux bruits de souffle : *souffle organique* et *souffle inorganique*. Cette distinction est importante au point de vue du diagnostic.

Les maladies dans lesquelles le bruit de souffle organique existe, sont : les insuffisances des valvules, rétrécissements des orifices, endocardites, diverses concrétions (sang, fausses membranes, cartilages), perforations des valvules, communications anormales des cavités du cœur, hypertrophies, péricardites, anévrysmes aortiques ; enfin tout état pathologique donnant lieu à la vibration du sang dans son passage sur des surfaces irrégulières, rugueuses, ou produisant une gêne ou un obstacle au cours libre du sang, peut occassionner la formation du bruit de souffle. Les maladies dans lesquelles le souffle inorganique existe sont caractérisées par la diminution de la densité du sang ; laquelle diminution représenterait au-dessous de 6° 1/4 de l'aréomètre de Baumé (Bouillaud, Racle). On a observé des cas où le bruit de souffle ne tenait qu'à la vivacité convulsive avec laquelle le sang était lancé dans les vaisseaux (Beyran).

Relativement à leur rhythme, les battements du cœur présentent des altérations qu'il importe de signaler. Disons d'abord que ces battements peuvent s'accélérer sous l'influence d'une cause morale : telles sont les *palpitations* développées par une émotion vive ; mais, dans ce cas, tout est momentané, et les battements fréquents cessent bientôt. Tandis que, dans d'autres cas, cette altération du rhythme est plus durable, comme on l'observe dans la pléthore sanguine, dans les fièvres symptomatiques, dans l'anémie, dans la chlorose. Dans les maladies organiques du cœur, les battements sont plus fréquents, irréguliers et tumultueux ; ils sont ordinairement le symptôme d'un rétrécissement des orifices. Dans les cas où les battements du cœur deviennent tout à coup d'une fréquence extrême, on doit alors soupçonner la formation d'une concrétion polypiforme (Laennec, Barth et Roger).

La diminution des battements de cœur, bien plus rare que l'augmentation, se rencontre néanmoins sur des individus affaiblis par l'excès et par une maladie; mais dans ces cas les battements sont peu prononcés. Ce symptôme est plus manifeste chez les individus atteints de maladies du cerveau ou de la moelle épinaire. M. le professeur Andral a rapporté un cas où les battements avaient tellement diminué qu'on en comptait à peine vingt par minute.

Les individus atteints de palpitations de cœur éprouvent une sensation de percussion incommode et même pénible, au niveau de la pointe du cœur, ou dans une étendue plus grande de la région précordiale; ces palpitations sont accompagnées d'une sensation de pincement passager au cœur, de battements au cou et d'une sorte d'étranglement. Ces phénomènes sont parfois si prononcés que les malades ne peuvent plus parler, leur voix est tremblante et altérée, et ils sont obligés de s'asseoir; cet état de malaise général peut être suivi de syncope plus ou moins grave. A l'auscultation on trouve des troubles dans le choc et dans le rhythme des battements de cœur. Les auteurs ont divisé les palpitations en deux catégories; la première comprend celles qui sont *essentielles, inorganiques et nerveuses*; la seconde catégorie renferme celles qui portent les nom de palpitations *organiques* ou *symptomatiques*.

ARTICLE III.

POULS.

Le pouls est ce mouvement de dilatation communiqué
aux artères par l'afflux du sang qu'y fait pénétrer chaque contraction du cœur. Pour bien apprécier le pouls
dans l'état de maladie, il importe de ne pas l'ignorer à
l'état de santé. Les conditions du pouls peuvent être variables suivant l'âge, le sexe, la constitution, le tempérament et selon l'idiosyncrasie de chaque individu. Il est
aussi des personnes qui présentent un pouls dont les pulsations sont normalement au-dessous de celles de la
moyenne. L'empereur Napoléon Ier avait le pouls extrêmement faible ; on lui comptait à peine 40 pulsations par
minute. Une dame avait 40 pulsations dans l'état de santé
et 60 lorsqu'elle avait la fièvre (Chomel). Une autre dame
présentait normalement 120 pulsations par minute (Whesi).
Dans l'état de santé le pouls est souple, régulier, égal,
d'une force et d'une résistance peu prononcées. Le nombre
de pulsations données par le pouls varie suivant l'âge,
avons-nous dit, et en effet, d'après les observations de Billard,
chez les enfants âgés de 1 à 10 jours, le nombre de pouls
variait de 80 à 180 ; cet auteur affirme même qu'il y a
des enfants dont le pouls reste sous le chiffre de 80. Cependant Valeix fixe le nombre, chez les enfants âgés de 2 à
21 jours, à 87, et établit, par la statisque, que les battements du pouls chez les enfants à 7 mois sont bien plus
fréquents que quelques jours après la naissance, et qu'ils
vont en diminuant jusqu'à l'age de 6 mois. Selon les observations de M. Gorham, le nombre de pouls présenterait
et varierait : Depuis le jour de la naissance jusqu'à 24 heures, la moyenne 123 pulsations par minute, et le mini-

mum 100; de 1 à 7 jours, la moyenne 128 et le minimum 96; de 1 semaine à 1 mois, 176, minimum 96; de 1 à 5 mois, 176, minimum 140; de 5 mois à 2 ans, 158, minimum 100; de 2 à 4 ans, 124, minimum 92; de 4 à 10 ans, 133, minimum 88. D'après les observations faites à la Salpétrière, le pouls a offert un résultat plus fort, c'est-à-dire la moyenne proportionnelle des pulsations était plus élevée chez les aliénés avancés en âge que chez ceux qui étaient encore jeunes (Leuret et Mitivié).

La fréquence des battements artériels est un peu plus considérable chez la femme et chez les individus sanguins ou nerveux. Nous avons depuis longtemps remarqué que le pouls des individus de petite taille était, en général, plus fréquent que chez ceux d'une grande stature. Il importe de savoir aussi que la proportion des sujets adultes, chez lesquels le nombre du pouls est au-dessous de 60 et même de 50, est plus considérable qu'on ne le croit (Beyran).

Le nombre de pouls augmente par le mouvement, l'exercice, après le repas, pendant la grossesse et sous l'influence des émotions; il diminue, au contraire, dans l'inertie, par le repos, la diète, les évacuations sanguines, par suite de l'usage de la digitale, de la digitaline, de la scille, et pendant le sommeil; la convalescence a aussi pour effet de faire descendre le pouls au-dessous de l'état normal.

L'élévation ou l'abaissement de la température de l'appartement ou de l'atmosphère ont aussi une influence sur le nombre des battements du pouls. Ainsi, pendant l'hiver le pouls est lent, au printemps fort et large, et en été fréquent. De même que l'ingestion des aliments, des boissons chaudes ou froides ont les mêmes effets sur le pouls.

D'après les observations de MM. Guy et Nick, le pouls

dans l'état de santé serait plus fréquent, plus régulier le matin que le soir, et que tel aliment qui, le matin, peut varier sensiblement la circulation, n'aurait plus aucune action sur elle le soir. Quoi qu'il en soit, les observations rapportées par ces médecins n'ont pas encore reçu la sanction du temps et de l'expérience.

Dans l'état de maladie, le pouls présente des caractères qu'il importe de connaître. C'est l'artère radiale qui est choisie pour examiner et apprécier l'état des pulsations artérielles. Tout le monde connaît aujourd'hui les règles et préceptes suivant lesquels on doit procéder à cet examen ; aussi croyons-nous surperflu d'entrer à cet égard dans quelques détails.

La vitesse avec laquelle les pulsations artérielles se succèdent fait connaître à l'observateur que le pouls est *fréquent* ou *vite*. Le pouls est dit *lent* lorsque ce mouvement s'opère avec lenteur. De tous ces caractères du pouls la fréquence est la seule qui puisse être mesurée avec précision avec une montre à secondes ; il est aussi plus commun que les autres qualités du pouls. Il est dit *dur* lorsque les pulsations font éprouver aux doigts qui tâtent le pouls l'impression d'un corps dur ; et *mou* lorsque l'artère qu'on tâte se laisse déprimer et frappé avec mollesse. Il est *grand* lorsque l'artère se développe beaucoup ; et *petit* lorsqu'elle se développe très-peu sous les doigts. Les pouls *gros*, *large*, *plein* et *développé* sont les variétés du pouls grand, de même que le *pouls serré* appartient au pouls petit et dur. Il est dit *fort* quand le développement de l'artère qu'on tâte est caractérisé par le volume et la grandeur des pulsations ; le contraire du pouls fort est le *pouls faible*, dans lequel manquent le volume et la vigueur qui caractérisent le premier.

Le pouls *dicrote* est caractérisé par la sensation d'un

battement double, comparable au rebondissement du marteau sur l'enclume.

Le pouls, dans l'état de maladie comme dans l'état de santé, présente en général un rapport constant entre la fréquence de la respiration et celle des battements artériels.

Le pouls est *égal* lorsque les battements se ressemblent entre eux par la force, la vitesse et le développement; et non par la fréquence qui ne doit appartenir qu'à la régularité et non à l'égalité du pouls. Il est au contraire *inégal*, lorsqu'une ou plusieurs pulsations fortes succèdent aux pulsations faibles, de même que lorsque des pulsations petites succèdent aux battements forts (Chomel).

La régularité de même que l'irrégularité du pouls est en rapport avec l'intervalle égal ou inégal qui existe entre chaque pulsation; c'est-à-dire, le pouls *est régulier* quand tous les battements de l'artère se suivent à intervalles égaux; et *irrégulier* lorsque le temps intermédiaire à ces battements n'est pas le même à chaque intervalle. L'irrégularité se présente de deux manières : c'est tantôt une pulsation qui paraît manquer (pouls *intermittent*), tantôt, au contraire, c'est une pulsation supplémentaire qui vient s'interposer entre les pulsations normales (pouls *intercédent*). Cette perturbation des pulsations peut même amener une véritable confusion dans le pouls, et rendre son examen extrêmement difficile.

Il est des cas où le pouls n'offre pas les mêmes caractères aux deux bras : cette différence peut dépendre ou du volume inégal de deux artères brachiales, ou de la profondeur plus ou moins considérable à laquelle l'une de ces artères se trouve placée. D'autres fois la présence d'une tumeur sur le trajet de l'artère sous-clavière ou sur l'artère axillaire peut faire différer le pouls d'un bras à l'autre. Enfin, un état physiologique du système artériel peut également donner lieu à des résultats différents ; comme, par exemple, une tumeur anévrysmale occupant le trajet de l'un des gros troncs artériels d'origine radiale, ou un retrécissement de l'aorte avant l'origine de la sous-clavière. L'inégalité du pouls peut encore dépendre de la présence de concrétions fibreuses à l'une des artères axillaires. Dans quelques cas de congestions sanguines et de névroses, les battements artériels semblent relativement plus forts dans les artères qui se rendent à l'organe malade que dans celles qui se dirigent vers les autres parties ; il peut se faire que la contractilité ne soit pas la même dans tout le système et cela sans cause pathologique. D'ailleurs le cours du sang peut, dans quelques cas, être momentanément intercepté dans une seule artère, y avoir des retrécissements bornés à cette artère à la suite d'une oblitération passagère.

Parmi les bruits anormaux que nous avons étudiés au cœur, le bruit de soufflet ou de souffle est celui qu'on observe le plus ordinairement au système artériel, et avec tous ses caractères. Ainsi ce bruit est tantôt intense ou faible, continu ou intermittent, tantôt circonscrit ou diffus, existant à la fois à l'aorte et aux carotides, dans les artères sous-clavières ou crurales. D'autres fois le souffle est borné à un ou à deux vaisseaux. Comme symptôme le soufflé artériel coïncide avec certaines affections des artères, et surtout avec l'ossification des parois artérielles, les dilatations anévrysmales, quelquefois aussi avec des tumeurs volumineuses comprimant le vaisseau, telles que les kystes ovariques qui exercent une forte compression sur les artères iliaques et hypogastriques. En dehors de ces cas, le souffle artériel est un symptôme qui appartient à l'altération de la quantité ou de la qualité de la masse sanguine qui constitue les maladies connues sous le nom d'*anémie* et de *chlorose.*

Le bruit de souffle dans les artères, le sifflement ou le chant des artères, se développent lorsque l'artère subit un état de dilatation plus ou moins considérable, que les parois de ce vaisseau deviennent égales et rugueuses, ou lorsqu'il existe une ouverture qui laisse communiquer l'artère avec une veine (anévrysme variqueux). Enfin le bruit de souffle artériel se développe sous l'influence du frottement de sang contre les surfaces inégales et les parois rétrécies de ce vaisseau. Ajoutons encore que, parmi ces conditions, la rapidité du cours de la colonne sanguine et le peu de plasticité de ce liquide paraissent surtout nécessaires au développement des chants artériels.

ARTICLE IV.

CIRCULATION VEINEUSE.

Bien que le nombre des symptômes fournis par ce système soit restreint, il n'est pas moins important de l'étudier et de le bien connaître. Les veines de la surface du corps peuvent subir une dilatation plus ou moins réelle dans les cas où la circulation générale est énergique, comme dans le pléthore et dans la chaleur fébrile ; et par contre, elles disparaissent dans le frisson initial de l'invasion des affections aiguës, des fièvres d'accès et dans l'anémie. Mais c'est surtout la dilatation partielle des veines qui offre un grand intérêt au point de vue symptomatologique ; on la rencontre dans les cas de congestions locales, c'est-à-dire lorsqu'une partie du corps est atteinte d'une inflammation. On peut citer les sujets menacés d'apoplexie chez qui les veines de la région cervicale présentent souvent une grosseur anormale. Une telle dilatation des veines coïncide aussi avec une compression du tronc veineux par une tumeur située profondément dans la cavité thoracique. Ce symptôme se rencontre encore dans le voisinage des tumeurs cancéreuses et surtout dans le cancer du sein, où la dilatation des veines est ordinairement très-manifeste. En général, quand la dilatation veineuse est marquée à la face, au cou et aux membres supérieurs, on peut soupçonner alors une compression de la veine cave supérieure. Ainsi, lorsque la dilatation occupe les veines sous-cutanées abdominales, il y a lieu de soupçonner un obstacle au cours libre du sang dans les veines portes, comme on l'observe dans l'ascite et dans la cirrhose du foie; et plus localement dans les varices.

La dilatation veineuse atteint un volume considérable dans certaines parties du corps et surtout aux membres inférieurs (varices) où la loi de la pesanteur ajoute à la difficulté de la circulation veineuse; d'ailleurs la dilatation des veines des membres inférieurs diffère de celles des autres régions du corps, par la largeur et la longueur des vaisseaux variqueux.

Dans quelques vaisseaux et dans une étendue très-limitée, le cours du sang veineux peut prendre une marche rétrograde; ce phénomène est visible aux veines jugulaires externes, surtout chez les personnes atteintes d'un anévrysme du cœur. On y voit alors, à chaque contraction du cœur, le reflux du sang veineux dont les ondulations remontent ordinairement jusqu'à la partie supérieure du cou; cet état de chose constitue le symptôme, qui porte le nom de *pouls veineux*. Ce symptôme se développe aussi dans le cas où, à la suite d'une communication accidentelle entre deux vaisseaux, le sang artériel passe en partie dans la veine. On y constate alors des battements anormaux, isochrones aux pulsations artérielles . Le sang ainsi transmis de l'artère dans la veine éprouve une impulsion tout à fait opposée à son cours normal.

ARTICLE V.

SYMPTOMES DUS AUX ALTÉRATIONS DU SANG.

Le sang une fois hors du vaisseau qui le contient et abandonné à lui-même, se sépare ordinairement en deux parties distinctes. L'une liquide est le *serum*, et l'autre solide est l'*insula* ou *le caillot*, qui est essentiellement formé par la fibrine. Cet élément constituant du sang est sous le rapport de sa composition, le même que celui de l'albumine dont il ne se distingue que par la propriété de se coaguler spontanément. La proportion du sérum et du caillot n'est pas la même, elle varie suivant une infinité de circonstances; ainsi au début des maladies inflammatoires la partie liquide du sang est ordinairement très-peu considérable, tandis que plus tard et vers la fin de ces maladies le sérum devient beaucoup plus abondant et le caillot proportionnement plus petit; ce caillot alors est moins ferme et la *couènne* qu'il présente à la surface est plus épaisse qu'au début des phlegmasies, parce qu'elle est infiltrée de sérosité en excès. La quantité de sérum est également considérable chez les individus naturellement faibles, chez les lymphatiques, et principalement chez les chlorotiques, et chez ceux qui sont affectés d'anasarque. Il en est de même des personnes qui ont eu des hémorrhagies ou qui ont été plusieurs fois saignées successivement; et en effet, chez celles-ci, le sérum est non-seulement prédominant, mais encore il perd la couleur citrine qui lui est propre. La quantité de sérum du sang est au contraire très-peu considérable chez les sujets forts, robustes et bien portants.

Disons enfin que le sérum peut contenir des matières étrangères, ou présenter un aspect anormal. Ainsi il est coloré en rouge lorsqu'il renferme une certaine quantité de la matière colorante du sang; en jaune verdâtre, lorsque le sérum contient des principes colorants de la bile.

La sérosité présente un aspect lactéscent, non pas à cause de la présence dans le sang du lait en substance, mais parce qu'il contient très-probablement des matières grasses en suspension qu'on peut d'ailleurs séparer par les procédés chimiques. Il est des cas où le sérum du sang contient une quantité considérable d'urée, circonstance qui coïncide avec les résorptions urineuses, comme on l'observe souvent dans les maladies granuleuses des reins.

D'après ce qui précède, on pressent que l'examen du caillot doit se faire relativement à sa forme, à sa consistance et à l'aspect particulier de sa surface. La *couenne* est cette couche qui recouvre cette surface toutes les fois qu'il y a prédominance de fibrine dans le sang. La forme du caillot dépend absolument de celle du vase qui contient le sang de la saignée. La consistance du caillot est caractérisée par un degré plus ou moins grand de fermeté, consistance qui n'est pas d'ailleurs la même dans toute l'épaisseur de cette masse sanguine.

La consistance du caillot est toujours plus considérable dans les couches supérieures, et de plus en plus moindre à mesure qu'on descend vers les couches inférieures du caillot; de sorte que le maximum de fermeté est à la face libre, et le minimum à la face inférieure, où le caillot présente une consistance molle, pulpeuse et presque liquide. Dans les maladies inflammatoires et surtout dans celles qui durent depuis plusieurs jours, le caillot se couvre ordinairement d'une espèce de croûte' plus ou moins solide et épaisse. Cette croûte, qui porte le nom de *couenne inflammatoire*, est très-fréquente dans les maladies aiguës de la poitrine, avec le rhumatisme articulaire aigu, et presque avec toutes les phlegmasies accompagnées de mouvement fébrile. Mais la présence de cette couenne à la face supérieure du caillot ne dénote pas toujours l'existence d'une maladie inflammatoire, car ce phénonomène existe presque constamment chez les individus robustes et sanguins, se portant d'ailleurs parfaitement bien, de même chez les femmes enceintes; il faut donc, dans l'examen du caillot, faire la part de ces circonstances.

Il est une autre circonstance qui se rapporte à la formation du caillot; la formation de la couenne et son épaisseur ne dépendent pas seulement des éléments qui composent le sang et de la forme du vase qui le reçoit, mais encore de la manière dont s'écoule le sang et de la forme du vase qui le reçoit. Ainsi, la saignée pratiquée, si le sang s'écoule lentement, il se coagule rapidement, et il se forme alors dans le vase, une masse de sang uniformément solidifiée dans laquelle on ne voit ni couenne, ni caillot, ni sérosité.

Par contre, si le sang coule rapidement, et par une ouverture très-étroite, la couenne peut bien se former, mais elle est ordinairement mince, et le caillot n'est qu'imparfaitement séparé du sérum. Contrairement à ces conditions phlébotomiques, si le sang s'écoule avec force et rapidité d'une assez large ouverture pratiquée à la veine, la séparation des éléments sanguins se fait plus facilement, et la couenne qui se forme alors offre une fermeté et une épaisseur exactement en rapport avec la richesse du sang. En général, l'épaisseur que présente la couenne est en raison directe de celle du caillot, l'épaisseur du caillot de celle de la couche du coagulum ; enfin, l'épaisseur de la couenne et du caillot est proportionnée à la forme, à l'étendue et à la profondeur du vase destiné à recevoir le sang.

La présence de la couenne à la surface du caillot est diversement expliquée par les médecins ; les uns la considèrent comme le résultat d'une modification survenue dans l'albumine du sang, les autres comme le symptôme du développement d'une matière spontanément coagulable dans ce liquide. Cependant, pour la plupart des modernes, l'existence de la couenne est l'indice d'une augmentation dans la proportion de fibrine.

Le sang peut accidentellement contenir des substances morbides et étrangères à sa composition. Le professeur Orfila a pu découvrir de l'acide arsénieux daus le sang des personnes empoisonnées par cet acide. Home et Sparanza ont trouvé du virus morbilleux dans le sang des individus inoculés de ce virus. D'autres fois le sang semble contenir du lait, alors le sérum a un aspect lactescent ou huileux. Il est aussi des cas où le sérum peut contenir une assez grande quantité d'urée. Magendie a découvert l'acide urique dans le sang des individus atteints de la goutte et de la gravelle. MM. Rayer, Ress et Christison, ont constaté la présence de l'urée dans le sang des malades affectés de néphrite albumineuse. MM. Prévost, Dumas, Vauquelin et Ségalas ont pu constater l'urée dans le sang d'animaux dont on avait lié les artères rénales et à qui on avait donné une nourriture privée d'azote, de même que chez les animaux auxquels on avait enlevé les reins. Enfin le microscope peut faire connaître dans le sang des globules de pus: lesquels globules proviennent d'un point de suppuration existant dans quelque partie de l'économie, comme on l'observe dans la phlébite et dans la résorption purulente. Il est aussi des cas où l'origine du pus dans le sang est inappréciable. Béclard a trouvé du tissu encéphaloïde dans un caillot du cœur; M. Velpeau, a rencontré la même matière dans un caillot renfermé dans la veine cave; à son tour M. Andral l'a constaté dans différentes parties de l'appareil circulatoire.

CHAPITRE HUITIÈME.

EXAMEN DES SYMPTOMES
FOURNIS PAR L'APPAREIL RESPIRATOIRE.

La respiration subit dans l'état de maladie des modifications diverses et des altérations plus ou moins notables. L'étude des symptômes de cet appareil se rapporte principalement aux phénomènes physiques tirés de la forme, des mouvements et des bruits anormaux. Il est donc nécessaire de bien connaître préalablement les dispositions anatomiques des organes thoraciques, et surtout les phénomènes physiologiques qui s'y rapportent, afin de bien apprécier tous les changements qui surviennent à la respiration sous l'influence de la maladie.

Les deux poumons placés dans la cavité thoracique n'ont pas le même volume ; celui du côté droit est plus court que celui de l'autre côté ; c'est le foie qui l'empêche de descendre aussi bas que que le poumon gauche. Mais comme compensation le poumon droit est plus large dans le sens transversal, et il s'étend jusqu'à la partie moyenne du sternum. Cette inégalité entre les poumons existe aussi entre les bronches ; la droite est plus large, plus courte et plus horizontale que la gauche. C'est sans doute à cette disposition anatomique qu'est dû le souffle bronchique anormal qu'on peut facilement percevoir à l'omoplate droite chez un grand nombre d'individus.

Dans l'examen de la poitrine, on doit tenir compte de l'épaisseur des parois; tandis que la région antérieure est mince et le poumon facile à explorer, la région postérieure de la poitrine présente au contraire une double épaisseur; aussi l'exploration des fosses épineuses offre-t-elle peu de profit, car une double ceinture osseuse, une triple couche musculaire et du tissu cellulaire, en séparant le poumon de la peau, l'éloignent de l'oreille de l'observateur. Aussi doit-on examiner surtout, pour en découvrir distinctement les bruits anormaux, la région située entre le scapulum et la série des apophyses épineuses des vertèbres et la région située au-dessous de l'angle scapulaire, de même que les parties latérales de la poitrine, et la région axillaire.

Deux ordres de phénomènes se distinguent dans l'acte respiratoire; les uns *mécaniques*, les autres *chimiques*; au point de vue clinique, ce sont surtout les phénomènes mécaniques qui intéressent le plus les pathologistes. Nous commencerons donc par l'étude des mouvements respiratoires relativement à leur fréquence, à leur régularité et à leur durée, eu égard à l'âge, au tempérament, au sexe et aux diverses conditions que présentent les individus soumis à l'observation. Dans l'état de santé le nombre des respirations est ordinairement de 35 par minute dans la première année, de 20 à la puberté, de 18 chez les adultes. Toutes choses égales d'ailleurs, ce nombre de respirations est un peu plus considérable chez .la femme, chez les individus impressionnables et d'une petite stature. Ce nombre augmente aussi après la marche, la course et surtout après les grands mouvements; de même qu'à la suite des efforts de chants, de discours et de déclamations. La respiration s'accomplit à l'aide de deux mouvements : l'*inspiration* et l'*expiration*. Ce grand acte de la vie s'accomplit différemment chez les deux sexes; chez la femme la dilatation du thorax s'opère en grande partie par l'élévation et l'écartement des côtes, et dans une limite plus faible par l'abaissement du diaphragme; tandis que chez l'homme la respiration s'effectue surtout sous l'influence du diaphragme, c'est-à-dire qu'elle est essentiellement abdominale, et c'est à peine si l'on voit des légers mouvements de la poitrine. Il résulte de ces considérations que lorsqu'un homme est atteint d'une affection pulmonaire qui produit de la dyspnée et qui exige un surcroît d'action des puissances respiratoires, cette suractivité s'effectue par l'augmentation de la contraction des muscles thoraciques; de sorte qu'outre la respiration diaphragmatique on constate alors une respiration costale bien manifeste. Comme conséquence pratique : toutes les fois que la poitrine d'un homme se soulève comme chez la femme, ce phénomène doit faire craindre en général l'existence d'une maladie des organes de la respiration. Par contre, chez la femme, la respiration diaphragmatique ou abdominale doit dénoter une semblable maladie.

<h3 style="text-align:center">ARTICLE PREMIER.</h3>

<h3 style="text-align:center">TROUBLES RESPIRATOIRES.</h3>

La respiration est dite *inégale* lorsque, dans un temps donné, le volume d'air qui pénètre dans les voies respiratoires est différent dans un certain nombre d'inspirations successives. Il est à remarquer que la dilatation de la poitrine, par la pénétration de l'air, n'est pas aussi constamment égale de deux côtés de cette cavité; une hépatisation pulmonaire ou un épanchement pleurétique plus ou moins considérable peuvent mettre un obstacle à la pénétration de la colonne d'air dans le côté correspondant de la poitrine. La respiration est dite *irrégulière* lorsque les mouvements alternatifs d'inspiration et d'expiration sont séparés par des intervalles irréguliers et inégaux; telles sont, par exemple, la respiration *intermittente*, la respiration *interrompue* et la respiration *entrecoupée*. La respiration est *grande* lorsque le volume d'air que reçoivent les poumons est plus considérable; elle est *petite* lorsqu'il est moins considérable qu'à l'ordinaire, comme dans les phlegmasies des plèvres et des poumons. La respiration est *rare* lorsque le nombre d'inspirations et d'expirations est très-petit, phénomène qu'on n'observe que dans les affections des centres nerveux. La respiration est *vite* lorsqu'il y a une grande rapidité dans les mouvements respiratoires, et elle est *lente* dans le cas opposé. La respiration est *sifflante* lorsque le murmure vésiculaire ou le frémissement normal est voilé ou remplacé par un bruissement aigu qu'on perçoit tantôt dans l'inspiration et l'expiration, comme dans le dernier degré de l'emphysème pulmonaire, et surtout dans les cas où une tumeur comprime fortement la trachée, tantôt pendant l'inspiration, comme on le remarque dans certains cas d'angines. Dans les maladies aiguës de la poitrine et dans certaines fièvres, la respiration est caractérisée par des gémissements qu'on entend à chaque inspiration (*resp. plaintive*). La respiration *stertoreuse* est caractérisée par un son fort et vibrant, symptôme qui se rencontre dans certains cas d'apoplexie et d'accès d'épilepsie. Il ne faut pas confondre la respiration stertoreuse avec la respiration *râlante;* cette dernière est plus faible. Quant à la respiration qu'on désigne sous le nom de *stertor*, ce phénomène sonore semble avoir son siége dans le larynx et la trachée. Le stertor diffère du phénomène connu sous le nom de *ronflement* par la gêne des mouvements de la poitrine, et parce que ce ronflement a pour siége les fosses nasales. Enfin, la respiration est dite *flûtée*, c'est-à-dire semblable au son produit par un tuyau d'airain; ce symptôme coïncide quelquefois avec le commencement du croup.

ARTICLE II.

TOUX.

La toux consiste en un bruit particulier qui paraît résulter du retentissement du passage brusque de l'air à travers l'ouverture de la glotte momentanément fermée ou rétrécie. La toux comme phénomène sonore présente plusieurs variétés qu'il importe de connaître; et disons d'abord que la toux est *idiopathique* ou *symptomatique*. Dans le premier cas, la toux n'est qu'un simple accident qui survient à la suite d'une irritation portée sur le larynx, aussi est-elle *gutturale*; dans le second cas, la toux est liée à une affection des organes respiratoires, ou à celle d'un viscère plus ou moins éloigné, et alors la toux est dite *sympathique*. Telle est la toux des hystériques, et celles des personnes atteintes d'une affection de l'estomac : toux *gastrique* ou *stomacale*, de même que la toux des femmes enceintes. La présence de vers dans le conduit intestinal a aussi fait admettre une toux *vermineuse*, comme certaines affections du foie qui ont aussi une toux sympathique connue sous le nom de toux *hépatique*. Nous négligerons à dessein la citation d'un grand nombre d'épithètes plus ou moins fondées qu'on a admises pour qualifier la toux sympathique. La toux est dite *sèche* lorsqu'elle n'entraîne, par la bouche, l'expulsion d'aucune matière;

et *humide* ou *grasse* lorsqu'elle est caractérisée par la sécrétion des mucosités des conduits respiratoires. La toux ne change pas toujours dans la même maladie, et présente alors le même caractère, c'est-à-dire, sèche d'abord, puis humide, ou bien elle cesse d'être humide, et *vice versa*. Dans un grand nombre d'affections, la toux se répète brusquement plusieurs fois, il n'y a alors que cinq ou six expirations rapides et successives pour une seule inspiration : ce caractère de toux est connu sous le nom de *toux quinteuse* ou d'*accès de toux*. Lorsque la toux est sèche, sonore et opiniâtre, on dit qu'il y a *toux férine*, phénomène qui présente un timbre haut et éclatant. Elle porte le nom de *toux croupale* lorsqu'elle est haute, rude, gutturale, il semble que l'air passe à travers un tube de métal, phénomène sonore comparable au cri d'un jeune coq ou à l'aboiement d'un petit chien. La toux de la coqueluche et la toux de la rougeole sont aussi caractérisées par un timbre particulier.

Les quintes ou accès de toux sont accompagnées de sentiment de suffocation, de rougeur de la face et des yeux, de tintements d'oreilles, de céphalalgie, de gonflement des veines du cou, de nausées, de vomissements, et même d'évacuations involontaires d'urine et des matières fécales.

La toux est *grave, rude, cassée* dans les phlegmasies du larynx.

ARTICLE III.

DYSPNÉE.

La dyspnée est caractérisée par une difficulté plus ou moins grande dans les mouvements respiratoires et par des efforts plus ou moins considérables pendant les inspirations ; en même temps les malades éprouvent souvent un sentiment d'étouffement, d'oppression, qui est surtout marqué derrière le sternum.

La dyspnée offre plusieurs variétés que nous décrirons ici ; mais notons d'abord, que la gêne de la respiration n'est pas toujours un symptôme lié à un état morbide ; elle peut se développer dans l'état de santé à la suite d'une marche prolongée, d'une course plus ou moins rapide, après avoir monté un escalier promptement ; de même que les émotions morales vives peuvent donner lieu à ce phénomène. Cependant, dans tous ces cas, la gêne de la respiration n'est que passagère, et le repos ramène bientôt la respiration à son état ordinaire. Dans l'état de maladie, l'intensité de la dyspnée est en rapport avec l'étendue et la nature de la lésion des voies aériennes. En général, la dyspnée survient graduellement, fait des progrès d'une manière lente, et atteint ainsi un degré plus ou moins intense. D'autres fois, au lieu d'augmenter progressivement, elle peut éclater brusquement et arriver d'emblée à son maximum d'intensité. Ailleurs, l'existence de la dyspnée n'est accusée qu'à la suite de quelques mouvements corporels.

La dyspnée prend le nom d'*orthopnée* quand la gêne de la respiration empêche les malades de se coucher et les oblige à rester assis : ce symptôme coïncide surtout avec les affections chroniques du cœur, avec les accès de suffocation dans l'emphysème pulmonaire, l'hydrothorax double, l'asthme, la phthisie et l'angine de poitrine. Quand la respiration est nulle ou presque nulle, on dit alors qu'il y a *apnée*. La respiration *haute* et *sublime* est comme l'orthopnée, c'est-à-dire les malades sont obligés de s'asseoir, et de faire des efforts pour élever les côtes afin de dilater le thorax, comme dans la respiration grande.

ARTICLE IV.

RIRE. BAILLEMENT. HOQUET. ÉTERNUMENT.

Le rire est un phénomène qui appartient le plus particulièrement à l'état de santé, et ce n'est qu'exceptionnellement qu'on l'observe dans les maladies; il est lié alors à un trouble particulier du système nerveux et à tous ceux qui occupent l'esprit, comme dans l'hystérie, dans quelques maladies aiguës, et dans certaines formes d'aliénation mentale. On observe aussi chez les personnes tourmentées par de vives émotions pénibles un rire irrésistible, involontaire : c'est le *fou rire*. Quelques auteurs prétendent avoir observé les rires dans les plaies et dans les inflammations du diaphragme. Le *bâillement* est quelquefois accompagné de *pandiculation*; ce phénomène consiste en un écartement lent des membres et surtout des membres thoraciques. La pandiculation peut aussi exister sans bâillement. L'un et l'autre de ces deux phénomènes se rencontrent assez souvent au début des accès de fièvre intermittente et vers la fin des attaques hystériques. Le *hoquet* est un phénomène qui résulte d'une contraction brusque et involontaire du diaphragme, en même temps que d'un resserrement de la glotte qui empêche tout à coup l'entrée de l'air atmosphérique dans le larynx. Le hoquet se rencontre dans l'état de santé comme dans plusieurs maladies aiguës; mais dans les cas graves, il ajoute beaucoup à la gravité du pronostic : c'est ainsi que le hoquet survient dans les inflammations abdominales et en particulier dans la péritonite, dans les hernies étranglées, et enfin dans tous les cas d'obstruction ou d'invagination des intestins. Quant à l'*éternument*, ce phénomène résulte d'une inspiration violente; l'air retenu momentanément dans les bronches, par la contraction convulsive du voile du palais et de la glotte, sort rapidement et va heurter, avec un bruit plus ou moins intense, contre les parois anfractueuses des fosses nasales et chasse les mucosités qu'il rencontre dans son passage. L'éternument, comme les trois autres phénomènes respiratoires que nous venons de passer en revue, appartient aussi bien à l'état de santé qu'à l'état morbide. Il accompagne presque toujours la première période de la rougéole; il est surtout constant dans le coryza.

Article V.

EXPULSION DES MATIÈRES CONTENUES DANS LES VOIES RESPIRATOIRES.

Crachement. C'est l'action de rejeter par la bouche les mucosités contenues dans cette cavité, dans le pharynx, dans la trachée, les bronches et même dans des cavités accidentelles communiquant avec ces conduits. On l'a aussi désigné sous le nom de *sputation*. Le *crachotément* est l'action de crachement fréquemment répété, et ne produisant le réjet par la bouche que d'une matière muqueuse très-peu considérable. Le crachotement a ordinairement lieu, comme symptôme, dans l'embarras gastrique, dans la grossesse, et toutes les fois qu'il y a amertume de la bouche avec nausées fréquentes. On a aussi observé un crachement répété dans le début de certaines formes de folie.

L'*expuition* est l'action par laquelle les matières qui se trouvent dans le pharynx sont rejetées au dehors. Ce phénomène s'effectue à l'aide de la toux gutturale. C'est par le même mécanisme que s'opère le crachement, l'expuition, l'expectoration et l'éternument. Il importe de remarquer que la cause qui provoque l'expectoration se trouve au-dessous de la glotte, tandis que celle qui donne lieu à l'expuition est au-dessus de cet organe ; de même que la cause qui excite le crachement est dans la bouche, tandis que celle qui provoque l'éternument est dans les fosses nasales. Ainsi la force de l'air expiré est augmentée par l'obstacle qu'il rencontre, à la glotte dans un cas, à l'isthme du gosier dans l'autre, aux lèvres dans le troisième cas, et aux ouvertures des fosses nasales dans le quatriéme cas.

ARTICLE VI.

EXPECTORATION.

Il faut noter avant tout que c'est par mauvaise habitude de langage qu'on a employé le mot *expectoration* pour désigner les matières expectorées. Car l'expectoration n'est que l'action au moyen de laquelle les matières contenues dans les organes respiratoires, et particulièrement dans les bronches, sont rejetées au dehors ; le plus ordinairement elle survient après la toux. L'expectoration a lieu de plusieurs manières. Tantôt, l'air contenu dans les voies aériennes chassé au dehors, par une ou plusieurs fortes expirations qui constituent la toux, entraîne avec lui la petite quantité de crachats jusque dans le pharynx ou dans la bouche, pour en être immédiatement expulsés. Tantôt, lorsqu'une quantité considérable de liquide se trouve tout à coup versé dans les bronches, l'expectoration constitue un véritable *vomissement de poitrine*, symptôme grave qu'on observe dans l'hémoptysie, dans le cas de rupture d'un sac anévrysmal, dans la perforation pulmonaire faisant communiquer les bronches avec l'épanchement pleurétique ou avec un abcès du poumon.

Dans tous ces cas, l'expectoration, devenue un véritable *vomissement bronchique*, a lieu sans la toux, les muscles expirateurs se contractent convulsivement; le poumon fortement comprimé presse à son tour les bronches, et le liquide qui les remplit s'échappe par la bouche et quelquefois aussi par les narines simultanément; de sorte qu'il devient parfois très-difficile de distinguer le vomissement de l'expectoration, si l'on ne se rend pas bien compte des circonstances et des symptômes qui ont précédé et accompagné cet accident. L'examen des matières expulsées mérite également une sérieuse attention. Ainsi, par exemple, chez les enfants encore à la mamelle ou à peine âgés de cinq à six ans, l'expectoration est presque nulle ou très-difficile; et avec la toux il survient des efforts de vomissement, de sorte qu'il est difficile alors de savoir si les matières expulsées proviennent des bronches ou de l'estomac. Il faut aussi remarquer que le plus ordinairement ces matières sont d'abord poussées par la toux dans le pharynx, et les enfants, au lieu de les rejeter par la bouche, les avalent pour les vomir ou les évacuer par le rectum. Il est aussi des cas où le liquide sécrété étant d'une médiocre quantité, remonte lentement et peu à peu jusqu'au larynx et même au pharynx sans avoir provoqué la toux, de telle sorte qu'une simple expuition suffit alors pour le rejeter au dehors; cette espèce d'excrétion se rencontre quelquefois dans l'hémoptysie.

Enfin, l'expectoration a lieu souvent d'elle-même ou après une toux legère; d'autres fois, elle ne se produit qu'après plusieurs quintes pénibles, et elle est accompagnée alors d'un sentiment de douleur ou de déchirure dans la poitrine. Cependant le soulagement arrive en général aussitôt que l'expectoration s'est opérée, et le malade respire plus librement lorsque les matières versées dans les bronches sont en assez grande quantité et que l'expectoration a lieu rapidement dans la bouche par une seule impulsion, comme cela arrive dans certains cas d'hémoptysies et d'emphysèmes, où le sang et le pus sont rejetés tout à coup au dehors. Disons en terminant que l'expectoration est un phénomène mécanique qui s'accomplit le plus ordinairement sous l'influence de la toux.

Matières expectorées, crachats. — Ces matières peuvent provenir de différents points des organes respiratoires : fosses nasales, isthme du gosier, pharynx, larynx, trachée, bronches ; et sont le plus ordinairement le produit de sécrétion d'un état morbide des membranes muqueuses qui tapissent l'intérieur de ces organes ou de leurs annexes. Toutefois elles peuvent provenir d'un lieu éloigné de ces organes, et pénétrer dans leur cavité au moyen d'une communication artificielle. L'examen de ces matières est de la plus haute importance dans les diverses affections des organes respiratoires. Nous avions oublié de dire que la bouche aussi fournit des crachats qu'il importe de connaître ; ils sont, en général, séreux comme la salive ; quelquefois striés de sang, sanguinolents ou mêlés de pus. Le sang ou le pus sont dans ce cas suintés par les gencives, dont un examen attentif suffit pour ne pas confondre ces crachats avec des matières sanguinolentes provenues des bronches. D'ailleurs les crachats sécrétés dans la bouche ne présentent pas ordinairement beaucoup de consistance ni d'opacité ; et, à part quelques inflammations graves de cette cavité, ils s'écoulent facilement au dehors. Quant aux crachats provenant du pharynx, et presque toujours le résultat d'une affection aiguë, ils sont ordinairement clairs, tenaces et filants, purs ou mêlés de sang, de pellicules, de petits grumeaux, et quelquefois de pus sécrété par les follicules des amygdales ou formé dans l'épaisseur du palais. Il est aussi des cas où on remarque dans les crachats des corps étrangers, tels que des concrétions calcaires qui se forment quelquefois dans les amygdales, des morceaux d'un os malade, comme : fragments de vertèbres cariées, qui pénètrent jusque dans le pharynx avec le pus d'un abcès par congestion, pour être de là rejetés au dehors. Les crachats qu'on observe dans les affections du larynx sont ordinairement petits, muqueux, purulents ou mêlés de sang. Leur expulsion est en général accompagnée d'un sentiment de chaleur et de douleur au larynx, en même temps qu'elle coïncide avec une altération plus ou moins notable dans la voix. D'ailleurs, ces crachats sont peu abondants, et ils ne diffèrent pas sensiblement de ceux qui proviennent des ramifications bronchiques dans des maladies semblables. Cependant, il est à remarquer que dans les affections des bronches et des poumons les crachats présentent diverses variétés de couleur, de forme et d'odeur ; ainsi plus abondants et d'un volume plus considérable, ils sont le plus souvent le résultat d'une sécrétion morbide de la membrane muqueuse bronchique, d'une altération du parenchyme pulmonaire ou de la plèvre. Lorsque les matières expectorées sont rendues tout à coup en très-grande quantité, le plus ordinairement purulentes, elles renferment quelquefois des débris hydatiques, qui proviennent des organes voisins du poumon et communiquent avec cet organe par suite d'une perforation ; c'est ainsi qu'on les a vu provenir des grosses artères voisines du foie et même de celles des reins.

Indépendamment de leur origine, les crachats présentent des caractères physiques que nous allons décrire sommairement. Les crachats sont désignés sous le nom de *séreux* lorsqu'ils sont clairs et semblables à de l'eau, et sous celui de *muqueux* lorsqu'ils sont d'une consistance plus ou moins épaisse. On nomme *visqueux* les crachats qui adhèrent au fond du vase qui les contient, sans qu'ils en tombent en le renversant, et *sanguinolents*, lorsqu'ils sont formés par un mélange intime de sang et de mucus, comme les crachats qu'on observe dans les phlegmasies aiguës. Ils sont tout à fait *sanguins* ou sanguinolents, comme dans l'hémoptysie. Les crachats *striés de sang* se présentent sous la forme de petites masses ou filets de sang, symptôme qu'on observe dans la bronchite aiguë. Les crachats sont *spumeux* lorsqu'ils contiennent de l'air qui leur donne un aspect *mousseux; puriformes*, lorsqu'ils présentent seulement l'apparence du pus, et *purulents* lorsqu'ils renferment réellement du pus. Enfin les crachats sont *mélangés* lorsqu'ils réunissent toutes ces matières à la fois. Ces divers caractères de crachats acquièrent plus de valeur dans les affections des organes respiratoires, lorsqu'on cherche à déterminer la nature de la maladie, et certains crachats sont tellement caractéristiques, qu'il suffit de les voir pour la faire déterminer. Cependant il ne faut pas négliger l'examen complet des autres symptômes pour mieux fonder le diagnostic différentiel.

Sous le rapport de leur couleur, de leur forme, de leur odeur et de leur saveur, les crachats présentent plusieurs variétés dont il importe de connaître les principales. La couleur *brunâtre*, semblable à celle du jus de pruneaux, dénote quelquefois que la maladie est arrivée à sa troisième période ou à la suppuration. La couleur *noirâtre* et surtout l'*odeur fétide* des crachats, sont des caractères qu'on observe dans la gangrène du poumon. Les crachats *grisâtres, nummulaires* ou *hémisphériques*, régulièrement *arrondis* ou *déchiquetés* sur leurs bords, striés de sang et nageant dans une sérosité de consistance gommeuse, et

lorsque surtout ils renferment des débris de matières tuberculeuses, dénotent une phthisie avancée avec cavernes
pulmonaires. La forme des crachats est le plus ordinairement arrondie quand ils ne se collent pas aux parois de
la bouche ; elle est au contraire allongée, filamenteuse ou
étoilée lorsque les crachats sont gluants, variété qu'on observe assez souvent dans la fièvre typhoïde et dans la
pneumonie. Les crachats *pelotonnés* paraissent être formés
par l'agglomération de petits corps cylindriques roulés sur
eux-mêmes; ils rappellent, quand on les étale, la disposition des bronches, comme si elles leur avaient servi de
moules.

Dans les bronchites catarrhales, les crachats sont d'une
forme pelotonnée et d'une consistance semblable à du
blanc d'œuf. La saveur des crachats est légèrement sucrée
chez quelques individus; salée, amère et même âcre chez
d'autres ; chez quelques personnes le passage des crachats
cause une sensation de chaud ou de froid, bien que leur
température paraisse la même que celle du corps.

Nous avons parlé des crachats purulents, mais il est des
cas où du pus blanc, homogène, susceptible de se mêler
à l'eau, s'échappe subitement et par flots de la bouche; ce
symptôme important est connu sous le nom de *vomiques*.
Le pus pénètre dans les bronches au travers d'une perforation du poumon, affection grave que les signes du pneumothorax ne tardent pas à venir confirmer. Cette perforation est ordinairement le résultat de la fonte d'une masse
tuberculeuse qui s'est ouverte dans la plèvre et une division bronchique. D'autres fois le pus pur est rejeté au dehors
mais en petite quantité; il provient alors, soit de la plèvre,
comme dans la perforation dont nous parlions tout à
l'heure, soit des bronches dilatées; et quelquefois aussi il
il est le produit des abcès développés dans le parenchyme

pulmonaire. Les crachats purulents se modifient à mesure que la maladie fait des progrès; ainsi, dans la phthisie pulmonaire, la proportion de pituite, la diffluence diminue peu à peu et celle de la matière purulente augmente; et les crachats finissent par ne plus contenir de liquide clair ni offrir des stries, et présentent alors l'aspect d'un pus homogène, pus qui ne se mêle point à l'eau.

Il est des cas où le sang pur s'échappe de la bouche en abondance : quelle est l'origine de ce sang? Des bronches, quand ce phénomène est accompagnée de toux; mais il peut aussi provenir des fosses nasales, et pour distinguer ce dernier cas il suffit de faire incliner en avant la tête du malade pour que l'écoulement de sang s'établisse par les narines. Le sang provenant des bronches est le résultat tantôt d'une simple exhalation, tantôt, ce qui est le cas ordinaire, de la présence dans les poumons de tubercules durs ou ramollis; enfin, la rupture d'une tumeur anévrysmale dans les voies respiratoires peut donner lieu à l'expulsion par la bouche du sang pur, mais dans ce cas l'*hémoptysie* est subitement mortelle. M. le professeur Chomel dit avoir vu à l'hôpital de la Charité, chez un portier qui présentait tous les signes d'un anévrysme artériel de poitrine, survenir un crachement médiocre de sang, qui se répéta par intervalles pendant quelques semaines avant la mort. On reconnut à l'autopsie l'existence du sac anévrysmal. Nous ferons remarquer que M. le professeur Chomel ne parle ici que de crachement médiocre de sang, car si le crachement était abondant et d'une manière subite, son malade n'aurait pas survécu quelques semaines, parce que l'hémoptysie qui tire son origine de la rupture d'un sac anévrysmal est subitement mortelle.

Article VII.

SIGNES PHYSIQUES FOURNIS PAR LA RESPIRATION.

Dans l'état de maladie le murmure vésiculaire subit plusieurs altérations importantes ; il devient moins intense et moins sensible au début des affections des organes respiratoires ; mais une fois ces affections parvenues à une période plus avancée, le murmure respiratoire est suspendu dans les points où elles siégent. C'est ainsi que nous observons la suspension de ce murmure dans l'emphysème pulmonaire, dans les derniers degrés de la pneumonie, dans les dégénérescences, dans les tubercules, les kystes et autres productions accidentelles occupant le tissu du poumon. Il en est de même des épanchements de liquides ou de gaz dans les plèvres, et des cas de compression résultant d'un anévrysme aortique sur une grosse bronche.

Le murmure vésiculaire, sans être suspendu ni aboli, perd cependant ce caractère doux et moelleux qu'on rencontre ordinairement et devient alors plus rude à l'oreille de l'observateur ; cette rudesse n'est quelquefois perceptible que dans l'expiration avant de l'être pendant l'inspiration ; notez qu'alors l'expiration est souvent plus prolongée. Nous insisterons sur ce caractère, car la coïncidence de l'expiration prolongée avec la rudesse de bruit vésiculaire au sommet du poumon, dénoterait la présence des tubercules en cet endroit. Ce signe, signalé pour la première fois par M. Jackson de Boston, est précieux au point de vue du diagnostic. Bien que Laennec ait déjà noté ce phénomène d'auscultation et l'ait attaché à la présence des tubercules dans le tissu pulmonaire, c'est au savant médecin de Boston qu'appartient le développement et la précision qu'acquiert ce caractère diagnostique ; car Laennec l'avait rattaché aux signes rationnels d'une pneumonie sans autre signe physique. Depuis, les travaux de M. le professeur Andral, et plus récemment les recherches de M. Fournet ont donné à ce phénomène d'auscultation tout le mérite qui lui était dû. Nous devons dire en passant que nous avons eu l'occasion d'observer également la rudesse du bruit vésiculaire avec l'expiration prolongée dans l'emphysème pulmonaire.

Le timbre anormal de la respiration est changé dans les cas d'induration du parenchyme pulmonaire, ou d'imperméabilité des vésicules et des petites bronches à l'entrée de l'air atmosphérique : le doux murmure respiratoire est remplacé alors par un bruit plus fort, plus rude, qu'on désigne sous le nom de *souffle bronchique, trachéal* ou *tubaire*. Ce souffle est semblable au bruit qu'on produit en soufflant fortement dans un rouleau de papier. La respiration ou le souffle bronchique doit avoir lieu dans les principales divisions des bronches, car il paraît résulter du retentissement de l'air qui ne pénètre pas, comme à l'ordinaire, dans les ramifications bronchiques ou dans les vésicules qui les terminent. Ce bruit ou le souffle bronchique présente plusieurs degrés depuis la simple rudesse jusqu'à la résonnance métallique ; ce phénomène est perceptible à l'oreille appliquée sur les parties indurées du poumon, ou dans un point correspondant à un épanchement pleurétique médiocre ; de même qu'on l'entend au niveau des bronches dilatées et des excavations d'une ulcération du poumon ; dans ce dernier cas on lui a réservé le nom de *souffle caverneux*. D'ailleurs ce phénomène se distingue du souffle ou de la respiration bronchique : le souffle caverneux se fait sentir surtout sous la clavicule, dans les fosses sus et sous-épineuses, et dans le creux axillaire. Il importe aussi de noter que le souffle ou la respiration caverneuse ressemble au bruit qu'on produit en soufflant dans un objet creux, dans le creux de deux mains rapprochées et disposées en cavité. Le souffle respiratoire caverneux offre parfois de l'intermittence qui provient de ce que la cavité dans laquelle il se produit est remplie de liquide, ou de ce que la bronche qui conduit à cette cavité est momentanément obstruée par des mucosités. La respiration caverneuse s'entend à l'inspiration et à l'expiration ; elle alterne ou saillit avec le râle caverneux dont il sera question bientôt.

Comme variété de respiration soufflante, Laennec a indiqué le *souffle voilé*, dans lequel il semble que chaque mouvement respiratoire agite une sorte de voile mobile entre l'excavation pulmonaire, où ce phénomène a lieu, et l'oreille de l'observateur. Enfin, comme dernière variété de souffle ou bruit, Laennec nous a appris le *bruit* ou *souffle amphorique*, qui ressemble au bruit que produit l'introduction d'une colonne d'air en pénétrant dans un vase vide ou à goulot étroit, comme une bouteille ou une carafe. De sorte que la respiration amphorique, qui est l'exagération du souffle caverneux, a pour siége d'élection la partie moyenne et latérale d'un des côtés de la poitrine; elle a un timbre métallique, retentissant, continu, dont l'intensité et l'étendue varient. Ce phénomène dépend de l'existence d'une vaste cavité dans le poumon communiquant avec les bronches par une étroite ouverture, comme dans le cas de pneumo-thorax avec perforation pulmonaire. La voix et la toux présentent dans ces conditions anatomiques une modification semblable qui porte le nom de *voix amphorique* ou *toux amphorique*.

RALES.

Nous allons passer en revue les divers bruits que, dans les affections des organes respiratoires, le passage de l'air produit à travers les liquides contenus dans les bronches. C'est encore à l'illustre Laennec que nous devons la désignation de ces divers râles, sous les noms de : râle *crépitant*, *sous-chépitant* ou râle de *retour* (dans la pneumonie), râle *vibrant*, râle *sec*, *muqueux* ou *humide*, etc.

Râle crépitant. — Le râle crépitant est un léger bruit comparable à celui du sel marin qu'on fait crépiter en le chauffant dans une assiette, ou en le jetant sur des charbons ardents. On peut en avoir une idée juste en le comparant encore au bruit qui résulte du froissement d'une mèche de cheveux près de l'oreille de l'observateur. Le râle crépitant est caractérisé par des bulles sèches, petites, égales entre elles et généralement très-nombreuses. On l'entend le plus ordinairement dans l'inspiration et il n'empêche pas toujours de distinguer en même temps le murmure vésiculaire qui cependant devient moins sensible dans l'endroit où ce râle est perçu. Le râle crépitant ainsi caractérisé n'existe que dans la pneumonie au premier degré et partout il en constitue un des signes les plus précieux. Il en est de même lorsque ce râle est caractérisé par un bruit sec, continu et semblable à celui du déchirement d'un morceau de taffetas ou du froissement de la soie. Pour bien distinguer ces râles à l'aide de l'auscultation, il faut, comme cela a lieu ordinairement, que l'inflammation occupe la superficie du poumon; car quand elle est limitée au centre du parenchyme pulmonaire, l'auscultation ne fournit aucun signe positif capable de révéler l'existence de la pneumonie. Une variété de râle crépitant est celle qu'on entend dans les pneumonies en voie de résolution, alors

que le parenchyme du poumon revient de l'état de l'hépatisation rouge qui est la pneumonie au deuxième degré, ou
de simple engouement (pneumonie au premier degré); cette
variété de râle porte le nom de *râle sous-crépitant* qui est
le *râle sous-crépitant de retour* de Laennec. Le râle sous-
crépitant est caractérisé par des bulles moins nombreuses,
mais régulières, plus humides, plus grosses et plus manifestes plutôt pendant l'inspiration que durant l'expiration;
il appartient à la bronchite capillaire, et se montre alors
particulièrement à la base des poumons. Si le râle sous-
crépitant est limité continuellement à l'une des régions
sous-claviculaires ou sous-scapulaires, et qu'il ne succède
pas à une pneumonie, il dénote la présence des tubercules
qui commencent à se ramollir. Nous insisterons sur ces
données siméiologiques dans la partie de ce livre traitant
du diagnostic; mais hâtons-nous de faire remarquer ici
que le râle sous-crépitant qui appartient à ce degré de la
phthisie pulmonaire a des bulles plus rares, plus grosses
et souvent plus humides que le râle sous-crépitant du catarrhe bronchite simple; et que dans le cas de phthisie ces
bulles, plus rudes que celles du râle sous-crépitant propre-
ment dit, sont désignés sous le nom de *craquements humides ou secs*. Mais cette division de râles en crépitant
et sous-crépitant ne jette-t-elle pas un peu de confusion
dans la pratique médicale et ne complique-t-elle pas un
peu l'auscultation? Ne vaudrait-il pas mieux placer le râle
sous-crépitant ou le râle crépitant humide avec le râle muqueux dont il n'est en définitif qu'une variété, et réserver
alors le nom de râle crépitant au râle sec? Puisque nous
avons prononcé le mot *râle muqueux*, disons un mot sur
ses caractères; ce râle est caractérisé par des bulles plus
grosses, plus humides et généralement plus inégales, et il
est le résultat du passage de l'air à travers les mucosités

accumulées dans les bronches et les cavités ulcéreuses qui succèdent à la fonte des tubercules pulmonaires. On peut comparer le râle muqueux au bruit qu'on entend dans l'arrière-bouche chez les agonisants. Ce râle disparaît souvent après la toux ou l'expectoration. Le râle muqueux est toujours borné à un ou plusieurs points de la poitrine chez les phthisiques; quelquefois il se fait entendre dans une grande étendue dans le cas de catarrhe pulmonaire.

Le gargouillement ou *le râle caverneux.* — Bien que paraissant se confondre avec le râle sous-crépitant et le râle muqueux, il s'en distingue par des caractères propres : à l'aide de l'auscultation on perçoit un bruit analogue à celui que produit l'agitation d'un liquide mêlé à des bulles d'air, on l'entend le plus particulièrement au sommet du poumon malade, et c'est le symptôme de l'existence d'une vaste cavité produite par la fonte des tubercules suppurés au sein du tissu pulmonaire. Le gargouillement se rencontre quelquefois dans les cas de dilatations bronchiques, de cavités dues soit aux abcès pulmonaires, soit à des gangrènes circonscrites. Mais dans tous les cas, pour que le gargouillement ait lieu, il faut que la caverne contienne des liquides qui ne la remplissent pas complétement et que cette cavité communique assez largement avec les bronches. Pour bien entendre le gargouillement ou râle caverneux, on doit faire tousser les malades ou leur commander de rapides inspirations. L'intensité du gargouillement dépend de l'étendue de la caverne et de la quantité de liquide qu'elle contient. D'ailleurs les conditions anatomiques qui produisent ce phénomène peuvent varier d'un moment à l'autre ; le liquide contenu dans la caverne pulmonaire peut, par exemple, être évacué par l'expectoration ou par l'ouverture de la communication établie entre cette caverne et la bronche qui se trouve momentanément oblitérée par des mucosités, de sorte qu'on s'explique aisément pourquoi on entend le gargouillement un jour, et qu'on ne le perçoit plus le jour suivant.

Puisque nous parlons de gargouillement ou de râle caverneux, il ne sera pas déplacé de dire un mot sur un phénomène qui est désigné sous le nom de *craquement*; c'est réellement un bruit de craquement qu'on entend à l'aide de l'auscultation. Le plus souvent *humide* (craquement humide), il s'approche beaucoup du râle sous-crépitant, avec lequel il se confond. Le *craquement sec* offre aussi des ressemblances avec d'autres bruits morbibes assez variables dans leur forme, et comparables au *bruit de soupape* ou au bruit d'un tissu comprimé sur un corps dur : phénomène que M. Fournet a désigné sous le nom de *froissement pulmonaire*. Le siége le plus commun des craquements est au sommet du poumon; lorsqu'il est humide, il dénote le ramollissement des tubercules et la formation de petites cavités pulmonaires. Le craquement humide finit par céder la place au râle caverneux dont il est le premier degré ou la période de transition entre le craquement sec qui coïncide avec l'existence des tubercules crus et le râle caverneux ou gargouillement.

Râles vibrants. — Ils sont si nombreux et si variables, qu'il est très-difficile de les apprécier rigoureusement; tantôt c'est un sifflement grave ou aigu, qui porte le nom de *râle sibilant*, ou comme le ronflemeut d'un homme qui dort, *râle ronflant;* tantôt c'est la vibration d'une corde de basse que l'on frotte avec les doigts : *râle sonore.* Enfin, on peut encore les comparer à une infinité de sons : comme aux cris de petits oiseaux, au roucoulement des tourterelles, au cliquetis d'une soupape, etc. Toutes ces distinctions, bien difficiles à établir, offrent d'ailleurs peu d'intérêt à la **pra** tique, où il faut se contenter de saisir le caractère de sécheresse et de vibration de ces râles. Toutes ces variétés de râles sonores paraissent dépendre du passage de l'air à travers les conduits aériens auxquels adhèrent çà et là des mucosités sèches et épaisses qui rétrécissent temporairement leur calibre. De sorte que le déplacement par la toux, faisant flotter en tous sens ces mucosités, doit faire varier à chaque instant le calibre des bronches et produire ainsi des sons infinis. Les râles sibilants et ronflants existent presque toujours dans toute l'étendue de la poitrine dans les fièvres graves, dans la fièvre typhoïde, et dans la bronchite. La coïncidance des phénomènes inflammatoires avec ceux du système gastro-abdominal, dénote, dans une affection aiguë, qu'ils appartiennent à une origine commune et à une condition morbide identique, surtout si cette affection est caractérisée par la lésion anatomique des plaques de Peyer et des follicules de Brunner. Disons enfin qu'indépendamment de plusieurs bruits qu'on distingue à l'aide de l'auscultation, il est des cas où la main appliquée sur la partie de la poitrine correspondant au point affecté, éprouve en même temps une sorte de frémissement assez marqué ; ce phénomène existe surtout dans le râle ronflant. Mais si la lésion qui a donné lieu à ce râle se trouve dans la profondeur du tissu pulmonaire, ce frémissement devient alors imperceptible ; d'où nous concluons que la diminution ou l'absence de ce frémissement est en raison directe de la profondeur de cette lésion.

Tintement métallique. — Laennec a nommé ainsi un bruit assez singulier qu'on entend à l'aide de l'auscultation de la respiration, de la voix et de la toux, et qui ressemble au bruit que produit la percussion légère d'un corps dur sur une coupe de métal, de porcelaine ou de verre, ou

bien au bruit que produit la chute d'un grain de sable dans
cette coupe.

La production du tintement métallique paraît avoir pour
conditions essentielles une vaste cavité contenant du liquide et du gaz, et communiquant avec les bronches.
D'après Dance et M. Beau, il faut aussi que l'ouverture
de cette communication se trouve au-dessous du niveau du
liquide que contient cette cavité. Ces conditions anatomiques se présentent dans les cas d'hydro-pneumothorax
simple, sans communication; dans le pneumothorax avec
fistule pulmonaire, établissant une communication bronchique.

On dit que la production du tintement métallique est
l'effet ou la résonnance de l'air extérieur, qui, en communiquant librement avec la cavité pleurale, s'agite à la surface du liquide renfermé dans cette cavité, toutes les fois
que le malade respire, tousse ou parle (Dance, M. Beau).
Cette explication du mécanisme du tintement métallique
est insuffisante; d'ailleurs, elle ne peut s'appliquer au tintement qu'on observe dans le pneumothorax simple où il
n'y a pas de fistule pulmonaire établissant une communication bronchique : et par où donc l'air respiré passe-t-il
pour pénétrer jusque dans la cavité de la plèvre ?

Laennec disait que ce phénomène sonore avait encore
pour cause l'agitation de l'air à la surface du liquide, ou
la chute d'une goutte de liquide tombant de la partie supérieure de la cavité sur le liquide amassé à sa partie déclive. M. Beau, qui a le mieux étudié ce sujet, pense que
le tintement métallique est moins un bruit spécial qu'un
timbre particulier, que revêtent, dans certaines circonstances, les bruits normaux et anormaux du système respiratoire ; mais ce savant médecin avoue en même temps
que, dans l'état actuel de la science, il n'est pas possible de

déterminer rigoureusement ces circonstances, et que les physiciens sont encore à trouver pourquoi la cavité d'un puits ou d'une cuve de bois est douée d'une sonorité aussi franchement métallique, que si les parois en étaient de verre ou de métal. La résonnance métallique, disent MM. Hardy et Béhier, a besoin, pour se produire, que l'air contenu dans la cavité soit ébranlé dans l'intérieur; la manière dont cet ébranlement a lieu constitue, ajoutent ces auteurs, différents timbres métalliques; ainsi, il est produit quand on agite le malade par les épaules et que le liquide déplacé va choquer les parois de la cavité; le bruit dû à cette agitation est très-fort et peut s'entendre à distance, c'est le *bruit métallique de succussion.*

La voix, la toux peuvent déterminer, dans la cavité, un retentissement semblable à celui qu'on obtient en parlant dans un puits ou dans un grand vase; c'est l'*écho métallique.* Le retentissement du souffle glottique (le bruit respiratoire) peut faire assez vibrer l'air pour produire un bruit semblable à celui qu'on obtient en soufflant au goulot d'une carafe vide; c'est le *bruit amphoro-métallique.* La simple rupture des bulles d'air qui se forment dans la cavité anormale peut produire assez d'ébranlement pour qu'il en résulte un bruit métallique, bref, irrégulier dans son apparition; c'est le *tintement bullaire,* qui alors n'est autre chose qu'un râle à grosses bulles dont la rupture acquiert un timbre argentin par suite de la propriété particulière de la cavité où elle se produit (*Arch. de méd.* 1840, t. VIII). En voilà assez sur le tintement métallique, parlons maintenant des autres bruits qui nous restent à traiter; mais avant, un mot sur un moyen d'exploration.

Succussion thoracique. — Ce moyen, qui remonte à Hippocrate, a été indiqué par lui dans ses œuvres, sans cependant en apprécier toute la valeur diagnostique. On obtient la succussion en imprimant une secousse brusque à la poitrine du malade, pendant que l'oreille y est appliquée ; on entend alors d'une manière distincte un bruit de liquide ou d'air, une fluctuation qui, dans certaines circonstances, peut être perçue à distance par les assistants; d'ailleurs les malades en ont souvent eux-mêmes la conscience lorsqu'ils se livrent à quelques mouvements, comme en descendant un escalier. La succussion thoracique. considérée par Hippocrate, comme un symptôme pathognomonique de l'épanchement pleurétique, ne s'entend jamais dans l'hydrothorax simple, mais bien, dans les cas où il y a à la fois des liquides et des gaz dans la plèvre; elle peut ainsi avoir lieu quelquefois dans de très-larges cavernes pulmonaires. Ajoutons pour terminer que la *fluctuation hippocratique*, le tintement métallique et la respiration amphorique sont des phénomènes d'une commune origine et qu'ils appartiennent à une lésion déterminée, de sorte qu'ils dénotent un prognostic très-grave et très-fâcheux.

Modifications de la voix. — La voix est le retentissement du bruit vocal glottique. En même temps qu'on parle ou qu'on chante, la voix produit dans toute la poitrine une sorte de frémissement sensible à la main qu'on y applique. Ce frémissement, moins sensible à l'auscultation, est plus remarquable et plus manifeste dans les régions dépourvues de parties molles trop épaisses, et dans les points correspondants à de grosses bronches superficiellement situées ; telles sont les aisselles, les parties antérieures et supérieures de la poitrine, l'espace compris entre la colonne vertébrale et le bord interne de l'omoplate, de même que l'angle supérieur et interne de cet os. Il y a aussi une différence marquée au côté droit de la poitrine où le volume du poumon et la largeur des bronches sont plus considérables qu'au côté gauche. A peine marqué chez quelques individus, le frémissement normal respiratoire manque chez d'autres, et il est surtout fréquent chez les personnes douées d'une voix grave, sonore et d'une cage thoracique considérable. Dans l'état morbide ce phénomène sonore subit des modifications importantes. Ces modifications ou altérations du frémissement respiratoire se rapportent à trois divisions principales désignées sans les noms de *bronchophonie*, d'*égophonie* et de *pectoriloquie*.

Bronchophonie. — Ce phénomène sonore est caractérisé par un retentissement plus ou moins fort et diffus de la voix, perçu à l'aide de l'auscultation, et dont on peut se faire une idée assez juste en appliquant le stéthoscope sur le larynx d'un individu qui parle. Cette résonnance est tantôt l'exagération du bourdonnement ordinaire de la voix, et, tantôt semblable au bruit de l'air passant avec force à travers un tube métallique d'où la désignation de *voix tubaire* ou *bronchique;* phénomènes qu'on observe dans les épanchements pleurétiques et dans les indurations pulmonaires dues aux dégénérescences tuberculeuses et mélaniques. Les régions où on la rencontre le plus ordinairement sont les parties postérieures et latérales de la poitrine; rare en avant lorqu'elle existe, on la trouve encore sous les clavicules. Il est à remarquer que lorsque la bronchophonie et la respiration tubaire sont liées à une maladie du parenchyme pulmonaire, elles restent invariablement les mêmes, quelle que soit la position que le malade puisse prendre; tandis que si ces bruits dépendent d'un épanchement pleurétique, en variant les positions des malades, on peut rendre ces bruits plus manifestes ou plus obscurs, et changer même le point de la poitrine où ces phénomènes ont lieu, pourvu que rien n'empêche que le liquide épanché obéisse aux lois de la pesanteur. La voix amphorique est une variété de bronchophonie qui se produit, du reste, dans les mêmes conditions.

Egophonie ou *voix chevrotante*. — Laennec a désigné sous ce nom la résonnance particulière de voix qui a un timbre tremblotant, aigu, saccadé, semblable au bêlement d'une chèvre, et surtout au son de la voix d'une personne qui tient en parlant un jeton entre ses lèvres, comme dans le bredouillement du polichinelle, caractères qui distinguent l'égophonie de la bronchophonie dans laquelle la réson-nance de la voix est exagérée sans être aussi saccadée. Rarement ou entend l'égophonie aux parties antérieures. et latérales de la poitrine, presque toujours elle occupe l'espace circonscrit entre le rachis et l'omoplate, et l'éten-due entre cet os et la mamelle. Ajoutons aussi que le plus souvent l'égophonie existe dans un seul côté de la poitrine, et que sa durée est très-courte ; quelquefois sensible dès le premier jour de la pleurésie, dont elle est un des signes spéciaux, elle devient de plus en plus tranchée les jours suivants, et disparaît ensuite par la résorption ou l'augmen-tation de l'épanchement. L'égophonie change de place avec le changement de la position du malade, si rien n'empêche l'épanchement d'obéir aux lois de la pesanteur. Laennec a expliqué le mécanisme de l'égophonie en le considérant comme le résultat de l'aplatissement des bronches par suite de la compression exercée sur le poumon par un épanchement pleurétique et par l'agitation de la surface de la couche peu épaisse du liquide par les vibrations de la voix. Cet aplatissement rend les bronches semblables à des instruments à anches qui produisent un son chevrotant ; cependant cette compression ne paraît pas remplir les conditions de chevrotement, il faut aussi que la quantité de liquide épanché dans la cavité pleurale ne soit pas

considérable au point de remplir et distendre toute l'étendue de cette cavité (Barth et Roger). D'ailleurs l'observation prouve que, lorsqu'on entend l'égophonie, la percussion et l'absence du bruit respiratoire font connaître que
l'épanchement occupe le tiers ou la moitié inférieure de la
poitrine: lorsque par ces mêmes signes ou constate l'augmentation de l'épanchement qui remplit la totalité ou la
plus grande partie de la plèvre la résonnance de l'égophonie ne se fait plus entendre, mais elle reparaît quelquefois un peu plus tard, lorsque l'épanchement diminue
(Chomel, Hardy et Béhier).

Or, ces particularités nous conduisent à penser que le
frôlement des vibrations locales sur la surface du liquide
épanché est une des conditions de l'égophonie; de sorte
que lorsque cette surface se trouve au niveau des grosses
bronches, à l'endroit où le retentissement de la voix est
plus intense, l'égophonie a lieu, tandis que la surface étant
ou plus bas ou plus haut ce phénomène n'existe plus.
D'après ces données, l'égophonie dénote spécialement un
épanchement de liquide peu abondant dans la plèvre ;
elle est un signe précieux de la pleurésie, mais il ne faut
rien conclure de l'absence de ce phénomène, vu que les
conditions favorables à sa production sont trop rares pour
qu'on puisse le percevoir à chaque cas de pleurésie avec
épanchement. Dance, MM. Barth et Roger ont rapporté
des cas d'hydropéricardite où l'égophonie existait. Si
l'égophonie, qui ne se produit ordinairement que dans un
seul côté de la poitrine, existe à la fois dans les deux, on
doit soupçonner l'existence d'une pleurésie double. D'après
MM. Hardy et Béhier qui ont eu l'occasion d'observer
un cas semblable, si l'égophonie n'est pas tout à fait un
signe pathognomonique d'un épanchement pleurétique,
elle en est au moins un des signes les plus précieux. Ajou-

tons enfin qu'il n'est pas toujours facile de distinguer l'égo-phonie de la bronchophonie; plusieurs fois ces deux phé-nomènes paraissent exister simultanément et se confondre ensemble, circonstance qui a donné à leur association le nom de *broncho-égophonie.*

Pectoriloquie. — Ce phénomène consiste dans une transmission plus ou moins complète de la voix et de la parole à travers un des points des parois thoraciques; de sorte que la voix du malade semble passer dans l'oreille de l'observateur. Il y a trois degrés de pectoriloquie : elle est *parfaite, imparfaite* et *douteuse.* Mais la pectoriloquie dite *parfaite* est seule d'une valeur réelle; les deux autres n'ont pas la même précision et se confondent tant soit peu avec la bronchophonie; car dans les cas de pectoriloquie incomplète ou douteuse, la transmission des sons n'arrive pas d'une manière nette jusqu'à l'oreille. Cependant il ne faut pas perdre de vue que dans la bronchophonie la ré-sonnance de la voix a un timbre plus élevé et son retentisse-ment a lieu ordinairement dans une étendue plus grande; tandis que la pectoriloquie, qu'elle soit complète ou incom-plète, ne se fait entendre que dans un point très-limité de la poitrine. La production de la pectoriloquie a pour condi-tion une cavité creusée dans le poumon, bien circonscrite, d'une grandeur peu considérable, comme celle d'un petit œuf de poule, assez superficielle, et ayant des parois un peu solides; il faut aussi que la caverne pulmonaire soit pres-que vide et qu'elle communique assez largement avec les bronches. Il faut encore que la voix du malade soit assez forte ou du moins qu'il n'ait pas une extinction de voix. Par contre, si la caverne est petite ou trop grande, si elle se trouve au centre du poumon, si elle contient des liquides, si ses parois sont peu résistantes, et si enfin elle communique étroitement avec les bronches, la pectoriloquie n'existe pas, ou elle est incomplète et douteuse. La pectoriloquie peut présenter une certaine intermittence qui est due ordinairement à l'occlusion passagère de l'excavation pulmonaire ou du rameau bronchique qui y aboutit. La pectoriloquie annonce l'existence d'une dilatation bronchique en ampoule, ou une excavation tuberculeuse purulente ou gangreneuse dans le poumon. Mais vu la fréquence relative des cavernes tuberculeuses, ce phénomène doit indiquer le plus souvent la phthisie tuberculeuse, surtout si on l'entend au sommet du poumon et si, comme cela a lieu ordinairement, il est accompagné de gargouillement et de râle caverneux.

FIN DE LA PREMIÈRE PARTIE.

TABLE DES MATIÈRES.

FIN DE LA TABLE DES MATIÈRES DE LA PREMIÈRE PARTIE.

Paris. — Typographie de Gaittet et Cie, rue Gît-le-Cœur, 7.

www.ingramcontent.com/pod-product-compliance
Ingram Content Group UK Ltd.
Pitfield, Milton Keynes, MK11 3LW, UK
UKHW020154130726
13696UKWH00002B/492